D' P. TREKAKI

LES
GREFFES URETÉRALES

PARIS

A. MALOINE, ÉDITEUR

RUE DE L'ÉCOLE-DE-MÉDECINE, 23-25

1899

LES
GREFFES URETÉRALES

TRAVAUX DU MÊME AUTEUR

De l'incubation dans la rougeole. (*Paris médical*, 16 février 1889.)

Anévrisme de l'aorte. — Rupture dans la plèvre. (*Bull. Soc. Anatomique*, mars 1890.)

Cancer de l'estomac, des ovaires et de l'utérus. (*Bull. Soc. Anat.*, mai 1890, et *Nouvelles archives de gynécologie et d'obstétrique*, 1890.)

Rétrécissement tricuspidien. (*Bull. de la Soc. Anat.*, mai 1890.)

Syphilome intracérébral. *Bull. soc. Anat.*, mai 1890, et *Ann. de Dermatologie et Syphiligraphie*.)

Remarques sur trente cas de circoncision. (*Bulletin général de Thérapeutique*, 30 janvier 1892.)

Note sur un cas de tuberculose primitive du larynx. (*Ann. des maladies de l'oreille, du larynx, etc.*, février 1892.)

Remarques sur un cas de cancer de la langue à signes insolites (en collaboration avec M. LENORMAND). (*Gaz. des hôpitaux*, mars 1892.)

Expériences sur la greffe de l'uretère à la peau du flanc. (*Bull. Soc. Anat.*, 4 mars 1892.)

De la ponction de la tunique vaginale dans l'orchite blennorrhagique. (*Gaz. méd.*, Paris, avril 1892.)

La greffe de l'uretère. (*Gaz. hôpitaux*, avril 1892.)

Du méat urétéral artificiel. (Paris, 1892.)

Remarques sur le traitement de la blennorrhagie chronique. (*Ann. Malad. Org. génito-urin.*, mars 1896.)

De la fièvre dans la blennorrhagie aiguë. (*Presse méd.*, 1er décembre 1894) et *Soc. Biologie*, Paris, novembre 1894.)

Une nouvelle origine des fistules uréthrales (en collaboration avec le Dr EICHHOFF, septembre 1897). (*Ann. org. génito-urin.*)

Essai sur l'origine des calculs urinaires en Égypte. (Institut égyptien, séance du 31 décembre 1897.)

LES
GREFFES URETÉRALES

PAR

Le Dr P. TREKAKI

PARIS

A. MALOINE, ÉDITEUR

23-25, RUE DE L'ÉCOLE-DE-MÉDECINE, 23-25

1899

AVANT-PROPOS

Mes publications antérieures sur la greffe de l'uretère avec les différents organes, et en particulier sur la greffe urétéro-cutanée, me permettent de présenter au public médical une étude d'ensemble de cette question.

Les nombreux mémoires qui sont venus enrichir dans ces dix dernières années la chirurgie des voies urinaires, en ce qui concerne les greffes urétérales, font ressortir la nécessité d'une monographie.

L'immense intérêt de cette question ne réside pas seulement dans la succession des idées que les auteurs avaient eues sur les greffes de l'uretère, mais encore et surtout dans l'étude des faits qui, rapprochés les uns des autres, font en sorte que leur rôle est considérable et permet de leur assigner une place importante parmi les intéres-

1

sants travaux qui ont été entrepris sur l'appareil urinaire supérieur.

La chirurgie de l'uretère et la greffe de ce conduit en particulier, grâce aux préceptes de la chirurgie conservatrice ont su se frayer un chemin dans la voie du développement actuel. Avec Le Dentu, Pozzi, Tuffier, Bazy, Chaput, Novaro, Tizzoni, Ceci, Sonnemburg, Kuster, etc., pour n'en citer que les principaux, ce chapitre a été considérablement enrichi et tient sa prépondérance parmi les plus récentes publications.

Ce qui surtout a déterminé les chirurgiens à entreprendre l'étude des greffes de l'uretère avec les divers organes de l'abdomen, c'est, sans contredit, qu'ils étaient poussés par l'idée de la conservation d'un organe important au premier chef : le rein. Cette idée maîtresse régnait en effet dans l'esprit des observateurs modernes, car l'extirpation d'un rein est contraire à toutes les règles vitales, frappés qu'ils étaient de l'effrayante mortalité des néphrectomisés ; la chirurgie conservatrice n'a jamais fait œuvre plus utile !

Une étude détaillée sur les greffes urétérales s'imposait donc, dans l'état actuel de la science, et c'est ce que je me suis proposé d'entreprendre. Elle servira, je l'espère, à faire connaître aux observateurs les points essentiels de la question, et à préciser certains détails nécessaires pour la connaissance intime de ce chapitre de la chirurgie des voies urinaires supérieures.

C'est le seul but que j'aurai voulu atteindre.

Ce travail a été divisé en huit parties, qui sont :

1° La greffe uretéro-vésicale ;
2° La greffe uretéro-intestinale ;
3° La greffe uretéro-cutanée ;
4° La greffe uretéro-uréthrale ;
5° La greffe uretéro-vaginale ;
6° La greffe de l'uretère au bassinet ;
7° Les greffes uretérales congénitales ;
8° L'état du rein dans la greffe de l'uretère.

Chacune de ces parties sera étudiée séparément, comme autant de chapitres isolés.

Dans le septième chapitre j'étudie les abouchements congénitaux de l'uretère dans les diverses cavités de l'abdomen, point important dans l'espèce, car l'étude de ces malformations congénitales démontre, que ce que la chirurgie moderne a tenté de faire, la nature l'avait déjà conçu dans certaines circonstances données de développement de l'organisme fœtal.

J'ai consacré enfin un dernier chapitre pour l'étude du rein dans les greffes de l'uretère, car de ces connaissances sera établie la légitimité de ces opérations et fera mieux ressortir la supériorité des greffes urétérales sur l'extirpation d'un rein dans certains cas de chirurgie rénale.

LES
GREFFES URÉTÉRALES

CHAPITRE PREMIER
DE LA GREFFE URÉTÉRO-VÉSICALE

La greffe urétéro-vésicale consiste dans l'abouchement de l'uretère à la vessie. Que cet abouchement ait lieu dans les diverses parties de la vessie, elle semble, à première vue, une opération infiniment plus rationnelle que les greffes urétéro-intestinales et plus encore que la greffe urétéro-cutanée dont nous avons à parler plus loin, puisqu'elle se propose de rétablir le cours normal des urines. Nous reviendrons d'ailleurs sur ces avantages lorsque nous aurons à parler des indications de la greffe urétéro-vésicale.

Dénommée encore par Bazy qui, le premier, l'érigea en méthode, *urétéro-cysto-néostomie*, cette greffe est appelée à exercer une influence prépondérante dans la chirurgie moderne des voies urinaires.

Avant d'aller plus loin, nous allons voir les phases par lesquelles a passé cette opération avant de devenir ce qu'elle est aujourd'hui.

HISTORIQUE. — On peut aborder la vessie par deux voies : par la voie vaginale et par la voie abdominale, après laparotomie.

La première voie est celle qui a été suivie, tout d'abord, par les expérimentateurs qui ont pensé à l'opportunité de cette opération, redoutant, il y a encore quelques années, l'ouverture du péritoine qui était souvent exposé à la septicémie chez les animaux.

Aujourd'hui, comme nous le verrons, la laparatomie n'offrant plus les mêmes dangers, on a recours le plus souvent aux procédés intra-péritonéaux, comme offrant une foule d'avantages sur lesquels nous reviendrons.

Voyons d'abord l'évolution qu'a subi le premier de ces deux procédés, c'est-à-dire le procédé dit extra-peritonéal.

En 1876, Simon[1] proposa de créer d'abord une fistule vésico-vaginale et d'introduire par là une sonde dans l'uretère qu'il débridait pour

---

[1] *Wiener Med. Woch*, n° 28, 1876.

transformer en gouttière la portion vésicale du conduit urinaire. Puis écartant tous les jours les bords de l'incision, il fermait la fistule vésico-vaginale.

Landau [1], de son côté, quelque temps après, propose le cathétérisme de deux bouts de l'uretère en faisant passer par l'urèthre le cathéter du bout inférieur. Il avive alors les bords de la fistule et les réunit perpendiculairement à son grand axe.

Lanelongue (de Bordeaux) a fait, en 1885, une opération analogue et suggéra une monographie à son élève Biar [2].

En 1877, Bandl [3] se servit d'une combinaison des méthodes de Simon et Landau.

A cette même époque, Schede [4] conseille de cacher l'ouverture vésicale de l'uretère dans une zone de tissu muqueux voisin, pour empêcher la sténose cicatricielle. Trélat, puis Després [5], dans une discussion de la Société de chirurgie, ont préconisé plus tard ce même procédé.

Dans la première édition de son *Traité de*

---

[1] London. *Arch. f. Gyn.*, Bd. IX. p. 126.

[2] Biar. Thèse Bordeaux, 1885.

[3] *Wiener Med. Woch.*, 1877.

[4] Schede. *Centralbl. f. Gyn.*, nº 30, 1877, et nº 23, 1881.

[5] *Soc. Chir.*, 1887, p. 668.

gynécologie, Pozzi (p. 934) décrit un procédé analogue à celui de Gerdy, pour la fistule vésico-vaginale, c'est-à-dire un procédé de dédoublement. Cet auteur fait au niveau de la fistule une incision en H renversée (≡), et entoure les deux lambeaux transversaux en avant de l'orifice de la fistule.

En 1888, Hergott (de Nancy)[1] a guéri une malade par ce dernier procédé.

Segond a conseillé d'inclure l'orifice fistuleux dans la vessie, et de le recouvrir d'un lambeau formé par la paroi vésico-vaginale et fixé derrière la fistule au vagin avivé.

Plus tard, Mayo[2] propose l'opération suivante : dans un premier temps, il libère l'uretère, l'abaisse et le fixe à la paroi vésico-vaginale ; dans un deuxième temps, cet auteur, après avoir avivé l'orifice de la fistule uretérale, incise la vessie au niveau de l'uretère, puis il introduit, par l'urèthre, une sonde en caoutchouc remontant dans l'uretère et fait les sutures sur le cathéter.

Nous signalerons encore dans l'historique de cette question une opération de Baumm[3] qui,

---

[1] *Ann. Gyn.*, juin 1888, t. XXIX, p. 408.

[2] *Bull. Med.*, 1894, p. 299.

[3] *Centralbl. f. Gyn.*, 1892, p. 858.

chez une jeune fille vierge chez qui un uretère
surnuméraire s'ouvrait dans l'urèthre et produisait de l'incontinence d'urine, cette auteur fit
la taille hypogastrique et put ainsi, mais avec
beaucoup de peine, aboucher cet uretère dans la
vessie.

Enfin, dans cette même année 1894, une *colpo-
urétéro-cystostomie* fut faite par Tuffier[1] pour
remédier à une fistule urétéro-vaginale.

Telle est la première phase de cette opération.

Passons maintenant à la partie historique de
la véritable greffe urétéro-vésicale, celle qui se
pratique par la voie péritonéale. On verra par
là que la difficulté de l'une de ces deux méthodes
compense la facile exécution de l'autre.

En 1888, Paoli et Busachi[2], deux auteurs ita-
liens que nous aurons l'occasion de citer bien
souvent dans le cours de ce travail, essayèrent
cette opération sur des chiens.

Avant eux, Rasimodski avait aussi entrepris
des expériences sur le chien, sans succès d'ailleurs[3]. Paoli et Busachi reprennent donc ces
expériences sur quatre gros chiens. Deux de ces
animaux meurent, l'un au deuxième jour, d'*infil-*

---

[1] *Bull. Soc. Chirurgie*, 1888, et *Arch. gén. urin.*, 1888.
[2] Congrès de Pavie, 1888, et *Arch. gén. urin.*, 1888.
[3] Voyez TREKAKI. Greff. uretère. *Gaz. Hôpitaux*, avril 1892.

tration urineuse à travers l'incision vésicale ; le deuxième chien succombe au vingtième jour, de pyélonéphrite du côté opéré. Les deux autres chiens survécurent ; chez l'un, sacrifié au quarante-sixième jour, et chez l'autre au vingt-troisième, l'uretère opéré adhérait complètement à la muqueuse vésicale. Le succès a dépassé l'espérance de ces auteurs ; mais, malgré cela, la greffe urétéro-vésicale sommeilla pendant longtemps, à cause de sa grande difficulté d'exécution. Ce n'est qu'en 1893 seulement que cette opération fut mise en pratique et exécutée, chez l'homme, presque simultanément, par Novaro, en Italie, et Bazy, en France.

Novaro[1] opérait une fistule urétéro-vaginale par la voie abdominale. Il fit une laparotomie dans la position de Trendelenburg. L'uretère, séparé du vagin, fut incisé sur 1 centimètre et suturé à une incision vésicale de 1 centimètre et demi, à deux travers de doigt sous l'insertion normale de ce conduit. Pendant quelques jours l'urine imprégna le pansement ; mais, dix jours après, la malade était définitivement guérie.

Bazy[2], de son côté, après avoir essayé sur deux femmes, sans résultats, les procédés extra-

[1] *Centralbl. f. Chir.*, février 1893, n° 27
[2] *Acad. Méd.*, 14 nov. 1893

péritonéaux, eut recours, avec succès, par la voie intra-péritonéale. Ces opérations étaient faites, sans avoir eu connaissance auparavant, des observations de Novaro.

Un an après Penrose[1], en 1894, excise un pouce de l'uretère et l'implante dans la vessie, d'après la méthode de Van Hook.

Cette même année, Rouffart[2] (de Bruxelles) publie un nouveau succès.

Tuffier, en 1893, avait déjà publié un cas qu'il a opéré par le procédé de Bazy; la communication des opérations de ce dernier auteur à la Société de chirurgie de Paris est l'occasion d'une discussion importante.

En 1895, S. Pozzi[3] publie une observation analogue où une laparotomie ultérieure pour éventration a permis de constater la greffe parfaite de l'uretère à la vessie; Fenger[4] (de Philadelphie) cite une opération de greffe urétéro-vésicale faite par Krug.

La thèse de Baigue, soutenue devant la Faculté de Paris en 1895, est une bonne revue de la question.

---

[1] *Bull. Med.*, 1894, p. 549. *Philadel. Med. neur.*, 1894.
[2] *Acad. Belgique*, 1894.
[3] *Ann. gén. urin.*, mai 1895.
[4] *Ann. of. Surgery*, 1894.

Enfin, pour terminer ce qui concerne le côté bibliographique nous citerons deux autres mémoires.

Tuffier, en 1897, revient sur la même question devant le Congrès international de médecine tenu à Moscou et cite deux cas d'abouchement de l'uretère dans la vessie, dont l'un pratiqué par la voie abdominale, et l'autre par la voie vaginale, tous deux ayant pour objet de remédier une fistule uretéro-vaginale.

Enfin, Schwartz, dans la même année, relate une observation d'uretéro-cysto-néostomie immédiate, pour section de l'uretère au cours d'une hystérectomie abdominale totale.

Tel est ce court exposé des phases par lesquelles a passé la greffe uretéro-vésicale. Passons maintenant à un autre ordre des faits.

CONSIDÉRATIONS GÉNÉRALES

La greffe uretéro-vésicale semble une méthode parfaitement rationnelle, méthode de choix et, sans contredit, bien préférable à toutes les autres greffes uretérales, et en particulier aux greffes intestinale et cutanée. Nous nous sommes déjà suffisamment expliqué sur ce sujet et nous y reviendrons encore ; il nous semble donc superflu d'insister.

Nous voulons seulement dire un mot sur quelques généralités que nous croyons le plus nécessaires. D'abord on pourra tenter l'opération par la voie vaginale, qui est la moins dangereuse. Ces opérations plastiques donnent un pourcentage respectable de succès. Sur 24 fistules uretéro-vaginales, 10, d'après Fenger, auraient été guéries par ce moyen. (Bandl 2 cas, Lannelongue, Geyl, Parvin, Schede, Solowjeff, Schauta, Pozzi, Hergott.)

Cependant il ne faut pas trop s'y attarder, et comme le dit Fenger, ces opérations sont souvent difficiles en pratique ; on est obligé de faire des essais répétés qui peuvent quelquefois amener des désordres irréparables, tels qu'une uretérite et une pyélo-néphrite et devenir par là, chose importante, des obstacles à une intervention plus radicale.

On devra donc si les procédés plus simples sont inapplicables, et si surtout on veut éviter de greffer un rétrécissement uretéral, avoir recours d'emblée à la voie péritonéale où, on le conçoit, l'on voit mieux ce que l'on fait et où on peut aujourd'hui avec l'antisepsie compter sur un bon résultat durable.

INDICATIONS DE LA GREFFE URETÉRO-VÉSICALE

Les indications de l'opération que nous décrivons sont nombreuses. Elles peuvent être divisées en indications immédiates et en indications médiates.

Les premières comprennent les plaies de toute nature, de l'uretère, plaies d'une ou plusieurs parties de son étendue faites accidentellement par armes tranchantes ou contondantes. Lorsque le diagnostic d'une plaie de l'uretère sans discontinuité a été posé, deux faits se présentent : ou bien la plaie est de peu d'importance et alors une suture de ce conduit est encore possible ; ou bien la plaie uretérale intéresse une grande partie du contour de l'uretère et alors la seule intervention rationnelle est la greffe uretéro-vésicale si la rupture a lieu au tiers inférieur de ce canal.

A côté des plaies accidentelles se placent les ruptures complètes survenues au cours d'un accident. Dans ce cas encore la seule voie à suivre c'est la greffe de l'uretère dans la vessie. — En troisième lieu nous avons à considérer les plaies survenues pendant les manœuvres d'une opération abdominale ou celles qui ont lieu par les voies naturelles. Voilà le premier ordre des indications de la greffe.

Les indications que nous avons, au contraire, appelées *médiates* sont celles qui comprennent les cas de compression de l'uretère par une tumeur du voisinage et surtout celles concernant les fistules urétéro-vaginales ; et, parmi ces dernières celles surtout qui sont consécutives, généralement, à un accouchement laborieux ou bien celles qui sont la conséquence d'une blessure de l'uretère au cours d'une hystérectomie vaginale. Mais il faut pour cela que la blessure de l'uretère ne soit pas située très haut.

L'opération peut être encore indiquée pour remédier à l'incontinence d'urine produite par un uretère supplémentaire. Ce dernier cas est rare, mais il s'observe parfois. Telles sont les quelques indications qu'il est nécessaires d'avoir présentes à l'esprit.

Les contre-indications de l'urétéro-cysto-néostomie sont tirées du siège de la lésion, comme nous l'avons déjà dit. Si la fistule siège trop haut, en effet, il y a contre-indication à l'opération qui serait alors presque impraticable. Il faudrait, dans ce cas, recourir à une autre greffe, et en particulier à la greffe urétéro-intestinale ou urétéro-cutanée.

L'état du rein peut encore être une contre-indication à l'intervention. Le degré de l'intensité de la lésion rénale règle la conduite du chirurgien, et dans ce cas il faut toujours s'assurer de l'état de l'autre rein ; mais il faut savoir, nous aurons l'occasion d'y revenir, que seule les lésions profondes d'un rein sont une contre-indication de l'uretéro-cysto-néostomie. Des pyélo-néphrites au début, des hydronéphroses incomplètes et même complètes peuvent, au contraire, guérir à la suite de cette greffe.

MANUEL OPÉRATOIRE

Le manuel opératoire doit être étudié pour les deux procédés de greffe uretéro-vésicale que nous venons de mentionner. Nous étudierons donc successivement la technique opératoire dans la greffe extra-péritonéale et dans la greffe trans-péritonéale.

1° *Greffe extra-péritonéale.* — Nous n'insisterons pas beaucoup sur ce procédé qui offre souvent des difficultés insurmontables et qui a l'inconvénient, lorsqu'il existe un rétrécissement urétéral, de passer inaperçu et d'aboucher un uretère rétréci. En faisant, d'ailleurs, l'historique de la question, nous avons exposé un résumé des différentes tentatives et des différents procédés.

Ces procédés consistent à créer d'abord une fistule vésico-urétéro-vaginale, ayant à son bord l'ancien orifice fistuleux urétéral.

On cathétérise le bout supérieur et le bout inférieur de l'uretère. On suture au-dessous du plan d'abouchement de l'uretère dans la vessie, de façon à ne pas le comprimer. On peut, comme l'a fait Schède, pour plus de sûreté, laisser une couronne de muqueuse vaginale autour de l'orifice fistuleux pour reporter l'orifice urétéral loin de la suture, et en éviter ainsi la compression. Pozzi dédoubla, dans un cas, la cloison vésico-vaginale, procédant ainsi d'une part la vessie et l'uretère, et d'autre part le vagin, et, après avoir fait une incision en H renversé ($=$) dont la branche verticale passait par l'orifice fistuleux. il sutura les deux lambeaux transversaux. Mayo a proposé une opération en deux temps : dans le premier temps, on libère l'uretère, on l'abaisse et on le fixe à la paroi vésico-vaginale ; dans le deuxième temps, trois semaines après, on avive l'orifice de la fistule urétérale ; on incise la vessie dans ce point et on rapporte avec l'extrémité de l'uretère ; on introduit alors par l'urèthre une sonde de caoutchouc qui, à travers l'incision vésico-vaginale, est amenée dans l'uretère et on suture sur le cathéter. Mais c'est là un procédé difficile et peu réalisable dans la majorité des cas.

Nous n'insisterons pas davantage sur la greffe extra-péritonéale qui offre souvent des difficultés qui la rendent impraticable, et qui a l'inconvénient de greffer un uretère le plus souvent rétréci, comme nous l'avons déjà dit plus haut.

Nous dirons seulement qu'on l'a essayé aussi en suivant la voie de la taille hypogastrique, en refoulant en haut le péritoine, et en suturant ainsi l'extrémité inférieure de l'uretère à une incision vésicale.

C'est ce que firent Baumm et Bazy. Mais, hâtons-nous de le dire, c'est là un procédé trop difficile à exécuter et d'un résultat trop aléatoire pour mériter d'être préconisé.

2° *Greffe transpéritonéale*. — Les mêmes inconvénients n'existent pas avec la greffe transpéritonéale qui est vraiment un procédé de choix.

Dans l'étude du Manuel opératoire, nous prendrons comme type l'opération de Bazy, nous réservant ensuite d'indiquer les variantes des autres procédés.

Pour cette opération on fait la laparotomie
en mettant le malade en position inclinée. Ainsi
on refoule l'intestin et on peut voir l'uretère
dilaté après avoir écarté les bords de l'incision abdominale avec des valves. On incise le
péritoine suivant l'axe de ce conduit et on le
dissèque. On introduit alors par l'urèthre, dans
la vessie, un gros trocart courbe et mousse de
Chassaignac pour rapprocher la vessie de l'uretère.
On dissèque aussi le péritoine de la vessie ; on
fait alors à l'extrémité de l'uretère, que l'on a
préalablement fait fonctionner, et à la vessie,
une incision verticale de 1 centimètre environ.
On recueille le liquide avec des éponges et on
suture à la soie fine les deux incisions en com-
prenant toutes les parois. On affronte surtout
les demi-circonférences antérieures, puis on les
recouvre avec les deux lambeaux du péritoine
qu'on suture par un surjet au catgut. Une sonde
en caoutchouc de Nélaton n° 13 est introduite
par la vessie jusque dans l'uretère au moyen de
la canule du gros trocart, et son extrémité étant
sectionnée, on en fait une sonde à bout coupé.
Une seconde sonde est mise dans la vessie et
toutes deux sont fixées par un crin de Florence
aux petites lèvres. Ensuite on draine le péritoine avec une mèche de gaze aseptique et on

reforme le tout. Si l'uretère est rétréci en bas, on en résèque 1 centimètre.

M. Bazy recommande beaucoup l'emploi de la sonde urétérale qui, même pendant l'opération, quoique ne remplissant pas la lumière du canal urétéral, ne laisse pas couler d'urine en dehors d'elle, peut-être parce que l'intestin applique l'uretère contre la sonde. Cette sonde facilite de plus les sutures et, empêchant le contact de l'urine avec elles, assure leur succès.

En recouvrant du péritoine le point greffé, M. Bazy a chance d'éviter l'infection générale au cas où les sutures viendraient à lâcher.

On fera bien, enfin, de drainer à la Mickulicz et d'isoler le paquet intestinal du foyer opératoire en se servant pour cela du grand épiploon.

Le procédé de Novaro diffère un peu du précédent, en ce que cet auteur ne se sert pas de sonde urétérale. L'uretère, dans le procédé du chirurgien italien, est incisé longitudinalement sur une longueur de 1 centimètre pour en élargir l'orifice. C'est ce que recommande aussi Clado.

Afin d'empêcher l'infection péritonéale si les sutures venaient à manquer, Novaro décole avec le doigt le péritoine vésical du pubis jusqu'au foyer des sutures. Il draine par là, puis recoud le péritoine pelvien au niveau de l'incision faite pour aller à la recherche de l'uretère. Cet auteur ne met pas de sonde vésicale, mais, si besoin est, on sonde toutes les trois ou quatre heures.

On voit donc que le procédé précédent est plus simple et paraît beaucoup plus sûr. On risque, en effet, avec le procédé de Novaro, d'avoir une fistule urinaire abdominale.

Rouffart[1] a proposé une sonde-pince pour faciliter l'exécution de la greffe. Cet instrument est une sonde comme celle de Pawlick, avec des ailettes latérales près des extrémités. Ces ailettes s'écarteraient de la sonde par leur élasticité, si une virole mobile ne venait à les y appliquer. On peut saisir ainsi l'uretère entre les ailettes et le corps de la sonde et l'amener entre les lèvres de l'incision vésicale.

La sonde dépassant les ailettes, empêche l'oblitération de l'uretère par les sutures ; elle permet de lutter contre l'élasticité du conduit urinaire. Cet instrument évite enfin la présence de fils dans la vessie et par suite la formation des calculs.

Récemment Amann (de Munich)[2] a employé,

---

[1] *Ann. gén. urin.*, fév. 1895, p. 175.

[2] J.-A. AMANN. Septième Congrès. *Soc. Allem. de Gynéc.*, tenu à Leipzig, 11 juin 1897.

dans deux cas d'urétéro-cysto-néostomie, le procédé suivant : il incise les parois abdominales et va à la recherche de l'uretère en se guidant sur l'artère iliaque ; il pratique alors une boutonnière péritonéale et libère l'uretère.

Il le libère aussi au point de pénétration dans le tissu cicatriciel du plancher pelvien, et après incision du conduit urétéral entre deux ligatures, on attire son bout supérieur à travers la fente péritonéale au niveau de l'artère iliaque. On introduit alors un instrument mousse dans la plaie abdominale, et passant latéralement au niveau de la ligne innominée, sous le péritoine, jusqu'à la boutonnière iliaque, on attire l'uretère le long de ce trajet avec une pince longuette. Au moyen d'un cathéter on repousse la vessie à la rencontre de l'uretère et on la suture au niveau de la fosse iliaque interne ; on ferme toutes les incisions péritonéales et on suture *extra-péritonéalement* l'uretère à la vessie, ce qui expose à moins de dangers et permet de refaire plus facilement la greffe si les sutures viennent à lâcher.

Dans une observation de Schwartz[1], le manuel opératoire suivant a été employé :

[1] Onzième Congrès français de Chir. Paris, octobre 1897.

Une sonde introduite par l'urèthre refoule la vessie dans la direction de l'uretère sectionné et permet de l'inciser au point convenable, puis une sonde étant insinuée par l'orifice vésical dans l'uretère, on pratique autour d'elle deux plans de suture, l'un muqueux, l'autre séroséreux.

La sonde urétérale est laissée à demeure de même qu'une sonde vésicale. Le péritoine est suturé au vagin, le ligament large est refermé par des sutures. Une mèche de gaze iodoformée draine le vagin et va jusqu'au point où l'uretère s'abouche dans la vessie.

Il ne s'est pas écoulé la moindre goutte d'urine par le vagin. La sonde urétérale a été enlevée au sixième jour, la sonde vésicale au huitième.

Une question d'un intérêt capital est celle qui consiste à étudier et à bien observer certaines règles concernant le point sur lequel doit être faite l'incision vésicale qui doit recevoir l'extrémité de l'uretère à greffer. Les expériences de Clado rapportées dans son livre : *Tumeurs de la vessie* et consistant en *recherches sur la facilité d'écoulement des liquides de l'uretère abouché en différents points de la vessie*, peuvent nous donner là-dessus quelques éclaircissements.

Voici comment s'exprime M. Clado : « Je recommande particulièrement d'éviter de donner

à l'uretère (par l'abouchement anormal) une
direction telle qu'il en résulte une coudure dans
la partie extra-vésicale. Il m'est arrivé en suturant des uretères un peu haut sur la paroi vésicale postérieure ou latérale, de constater, en
injectant de l'eau par le bout rénal, que celle-ci
éprouvait des difficultés pour arriver dans la
vessie. Il se forme une sorte d'anse à concavité
supérieure, prenant dans la dilatation de la vessie
la forme d'un coude, qui s'oppose à l'écoulement
libre de l'urine dans la vessie. C'est donc de préférence du côté de la base qu'il faut anastomoser
l'uretère avec la vessie pour éviter la coudure. »
(*Tum. de la vessie*, p. 602.)

RÉSULTATS ET CONCLUSIONS

La greffe urétéro-vésicale a, on peut le dire,
fait ses preuves. C'est vraiment l'opération rationnelle, la plus conforme aux lois de la physiologie.
Elle n'a pas comme la greffe urétéro-intestinale
ce gros danger de l'infection ascendante de l'uretère et du rein. Elle permet d'éviter la néphrectomie, et de conserver même un rein atteint d'un
léger degré de pyélo-néphrite. En effet, par
l'heureuse influence de cette opération, la pyélo-
néphrite au début peut guérir.

La voie vaginale peut être tentée d'abord en raison du moindre danger de péritonite. Mais elle est bien souvent hérissée de difficultés, et elle laisse aboucher un uretère rétréci, ce qui peut amener de l'hydronéphrose et de l'infection rénale. La voie abdominale n'a pas ces mêmes inconvénients, et l'opération faite avec soin, en cathétérisant l'uretère, n'offre guère de dangers d'infection péritonéale. Le procédé de Bazy nous semble supérieur à ceux de Novaro et Rouffart, qui exposent à une fistule urineuse abdominale qui peut devenir permanente. Certes, l'abouchement anormal de l'uretère à la vessie ne vaut pas absolument l'orifice naturel. Il ne s'oppose pas aussi bien au reflux de l'urine, de là de la dilatation de l'uretère, et un peu d'uretérite comme Pozzi l'a vu dans un cas, où cependant la greffe pouvait être considérée comme ayant bien réussi. C'est pour cela aussi que Budinger[1] dans des expériences sur les animaux a cherché à donner à l'uretère des dispositions analogues à celles qu'il a physiologiquement. Il l'ensevelissait à cet effet, sur quelques centimètres à partir du nouvel abouchement dans un pli de la paroi vésicale qu'il suturait par-dessus.

[1] *Arch. f. Klin. Chir.*, 1891, vol. 48, p. 670.

Ainsi il donnait à l'uretère un trajet intra-pariétal, un jeu de soupapes, empêchant le reflux de l'urine. Cette manière de faire n'a pas encore été appliquée chez l'homme et offrirait peut-être des difficultés.

En résumé, on peut dire qu'on connaît plus d'une douzaine de cas de greffes transpérito-néales suivis de succès (Bazy, 2; Novaro, Westermarck [1], Tuffier, Rouffart, Pozzi, Fenger, Kuster, 2). — Kuster [2], comme Westermarck, opérait pour des tumeurs vésicales ayant intéressé l'uretère ; la cystoscopie a montré à ces derniers auteurs, qu'après l'opération, l'uretère fonctionnait normalement. Il sera bon, en effet, après la greffe de cystoscoper le malade afin de s'assurer de la permanence du nouvel orifice, et même de cathétériser l'uretère pour s'assurer de sa perméabilité.

[1] WESTERMARCK, de Stockolm. *Centralbl. f. Gyn.*, n° 7, 1895.
[2] Vingt-cinquième Congrès Soc. Allem. Chir., tenu à Berlin, 27-30 mai 1896. *Sem. Méd.*

CHAPITRE II

GREFFE URETÉRO-INTESTINALE

La greffe urotéro-intestinale semble à première vue une opération rationnelle.

L'anatomie comparée, et certains faits d'arrêt de développement chez l'homme, comme nous le verrons, nous montrent que l'abouchement des urotères dans l'intestin est compatible avec la vie. On sait, en effet, que chez les oiseaux, dans un cloaque commun, vont se déverser pendant toute la vie, les fèces et les urines. Il en est ainsi chez le fœtus jusqu'à une certaine époque de la vie intra-utérine, jusqu'à ce que la vessie soit complètement séparée du rectum par suite des progrès du développement ; et nous rapporterons par la suite le cas de Richardson où il s'agit d'un enfant qui vécut dix-sept ans tout en urinant par l'anus. Il semble même que les sphincters de l'intestin qui retiennent les matières puissent aussi retenir les urines, qui seraient ensuite expulsées sous l'influence de la volonté.

Ce sont ces diverses considérations qui ont fait étudier beaucoup, par les chirurgiens, ce mode de greffe.

La plupart des travaux ont été faits expérimentalement chez les chiens. Comme nous le verrons, les résultats plutôt défavorables, n'ont pas beaucoup encouragé à l'application de cette méthode chez l'homme.

HISTORIQUE.—Les premiers travaux sur la greffe qui nous occupe, ont été faits en Allemagne et en Italie. Ce n'est que plus tard que les chirurgiens français ont étudié ce mode de greffe.

Les premières expériences remontent à l'année 1881. A cette époque, Glück et Zeller[1], après avoir sur des chiens extirpé la vessie, abouchèrent l'uretère au rectum. Leurs animaux ne survécurent pas plus de quatre jours. Bardenheuer[2] fit l'abouchement d'un uretère à l'ampoule rectale. Les chiens présentèrent de l'hydronéphrose par resserrement cicatriciel de l'orifice uretéral.

Ceci[3] publie, en 1887, des expériences plus

---

[1] Berl. Klin. Woch., 1881.
[2] Berl. Klin. Woch., 1885.
[3] Rif. Med., 1887.

heureuses, mais qui ne sont pas très convain-
cantes.

NOVARO[1] est le premier chirurgien qui ait
vraiment pu, sur un chien, faire avec succès un
abouchement bilatéral. Mais de trois chiens sur
lesquels il expérimenta, un seul survécut, ren-
dant ses urines volontairement et à intervalles
éloignés par l'anus. Quatre mois après, l'animal
était sacrifié, et on constatait l'intégrité des reins.

TUFFIER[2], un an plus tard, opère deux chiens
et obtient deux morts par pyélo-néphrite.

Trois ans après, HARVEY-REED[3] institua de
nombreuses expériences portant sur l'abouchement, dans l'intestin, de l'un ou de deux uretères.
Il conclut que chez les chiens l'implantation d'un
seul uretère dans le rectum est praticable, mais
que l'implantation simultanée de deux uretères
est discutable. Les expériences de l'auteur américain ont démontré également que la présence
de l'urine dans le rectum ne l'irriterait pas, et
que le sphincter serait assez fort pour que le
rectum agisse comme réservoir. Sur six implantations bilatérales il y eut six morts de péritonite

[1] *Bull. della Soc. des cultori della sc. med. Sienaanna*,
1887.
[2] *Ann. gen. urin.*, avril 1888.
[3] *Ann. of Surgery*, sept. 1892. Rapporté *in Bull. med.*,
7 sept. 1892.

ou d'hydronéphrose aiguë. Trois implantations unilatérales guérirent, mais dans un cas il y avait eu de la néphrite aiguë 24 jours après l'opération. Dans un autre cas, il n'y avait ni néphrite ni hydronéphrose.

Morestin[1] a opéré sur 22 chiens. Chez 10, il fit la greffe bilatérale, qui a été suivie de mort par péritonite, pyélo-néphrite, hydronéphrose.

Sur six greffes unilatérales, il y eût trois morts de péritonite, et trois d'hydronéphrose. Six autres opérés après ligature préalable pour dilater l'uretère normalement très petit chez les chiens, moururent de même lésion, sauf un chien qui, atteint d'hydronéphrose, fut réopéré. Un nouvel abouchement de l'uretère à l'intestin fut suivi de guérison.

Van Hook[2] obtient des résultats expérimentaux analogues à ceux de Harvey Reed, c'est-à-dire des résultats complètement défavorables dans le cas d'abouchement bilatéral et communication compromise dans le cas d'abouchement unilatéral.

Chaput[3], en 1894, répète chez les chiens les mêmes expériences avec des résultats aussi mauvais que ses devanciers.

[1] *Soc. Ann.*, 1892, p. 796.
[2] *Journ. of. the Ann. med. Assoc.*, 16-23 déc. 1893.
[3] *Arch. med.*, janvier 1894.

GIORDANO [1], de Venise, décrit la greffe urétéro-intestinale par la voie lombaire sur une partie du côlon rendu extra-péritonéale, en la circonscrivant par des sutures.

Plus tard, le même auteur reprend ces expériences et sur 14 chiens, il réussit à en faire vivre trois avec la greffe bilatérale, l'un 84 jours, l'autre 121 jours, et le troisième 77. GIORDANO propose enfin de supprimer la fonction naturelle du rectum en faisant un anus iliaque pour éviter l'infection rénale.

VIGNONI [2], un autre auteur italien, fait des expériences d'implantation de l'uretère dans l'intestin et obtient de moins beaux résultats. Sur sept expériences une chienne seulement soumise à la greffe unilatérale survécut deux mois.

BOARI [3], enfin, propose pour remplacer les sutures, un bouton pouvant être expulsé quand la cicatrisation est complète. Cet auteur se proposait par là, d'éviter la sténose de l'orifice urétéral. Il rapporte (*Ann. gén. urin.*, 1896) quatre expériences suivies de succès.

Comme on le voit, la liste des travaux expérimentaux faits sur la greffe uretéro-intestinale

[1] *Rif. Med.*, vol. II, n° 117, mai 1892.
[2] *Gaz. med. di Torino*, n° XLVI, 1895.
[3] *Policlinico*, vol. II, c. fasc. 10, 1895-1898

est déjà longue. L'historique des applications opératoires sera plus bref.

Les premières opérations faites pour des exstrophies vésicales remontent à l'année 1851 ; Simon[1] fit cette opération, mais l'urine continua à couler par l'orifice cutané et la mort eut lieu par pyélonéphrite.

En 1879, Thomas Smith[2] abouche chez un enfant de sept ans les deux uretères, dans les côlons, par incision lombaire. L'opération est aussitôt suivie de mort par hydronéphrose et et pyélo-néphrite.

En 1891, Kuster[3], après extirpation de la vessie et de la prostate pour cancer de ces organes, greffe les uretères au rectum, mais la mort arrive par péritonite, quatre jours après.

L'année d'après, Chaput[4], ayant à traiter une fistule urétéro-vaginale, abouche l'uretère dans l'S iliaque, et obtient ainsi la guérison de sa malade.

Dans un deuxième cas, Chaput fit cette opération pour une cystite tuberculeuse rebelle. L'abouchement de l'uretère gauche fut suivi de

---

[1] *Lancet*, 1892. *Ann. gen. urin.*, janv. 1896.
[2] *St. Barth. hosp. Rep.*, 1879.
[3] *Verhandl. der deutschen. Gesellsch. f. Chir.*, 1891.
[4] *Arch. méd.*, 1894-1898. *Bull. Soc. Chir.*, 1893.

guérison, mais celui de l'uretère droit amena la mort par anurie. Il existait d'ailleurs avant une pyélo-néphrite.

Maydl, en 1895, au Congrès international de Rome, a rapporté deux guérisons d'exstrophie vésicale par greffe urétéro-colique.

Reix, pour une exstrophie de la vessie, fit une greffe urétéro-rectale suivie de mort.

Trendelenburg [1] fit, chez une jeune fille atteinte de tuberculose rénale et vésicale, la néphrectomie et l'extirpation des parois vésicales. L'uretère droit fut implanté dans l'S iliaque. La malade se rétablit, mais il y eut de l'irritation de l'intestin. L'opérateur avait conservé au bout de l'uretère une collerette de muqueuse vésicale, pour empêcher la rétraction cicatricielle de l'uretère.

Poggi et Tizzoni [2] entreprirent des expériences et fixèrent les uretères à une anse intestinale, mais pour la réséquer, dans l'intention de créer une vessie nouvelle. C'est donc là une opération différente de la greffe urétéro-intestinale qui nous occupe ici.

Boari [3] pour une fistule vésico-vaginale avec

---

[1] Vingt-cinquième Congrès de la Soc. Allem. Chir., 1895.
[2] Mem... dell. Accad. dell. Sc. Bologna, anna III.
[3] Loc. cit., p. 16.

destruction de l'urèthre, fit une greffe de l'uretère d'un côté, sur le côlon descendant. L'opérée vivait depuis six mois quand l'auteur écrivit son mémoire. Les urines étaient rendues partie par le vagin, partie par l'anus, toutes les trois ou quatre heures. Cette opération avait été faite au moyen du bouton anastomotique dont il est l'auteur.

CASATI[1] fit l'opération avec le bouton de Boari dans un cas de tuberculose vésicale. La mort survint au bout de trente-cinq jours, après une greffe unilatérale.

MATHES[2] publie en 1897 deux autres observations d'implantation des uretères dans l'intestin, et conclut à l'innocuité de l'opération lorsque celle-ci est menée à bien.

Enfin, pour clore cette énumération, citons un mémoire dû à la plume de Tuffier et Dujarier, publié dans la *Revue de chirurgie* d'avril 1898, et dans lequel ces auteurs résument l'état de la question et prônent la greffe urétéro-intestinale comme étant l'opération de choix dans l'extirpation de la vessie.

Telle est jusqu'ici la liste des opérations faites sur l'homme par ce procédé. Peu nombreuses surtout sont les opérations suivies de succès.

[1] *Loc. cit.*, p. 16.
[2] MATHES. *Deutsche Zeitsch. f. Chir.*, XLV, 1-2, 1897.

L'historique de la question que nous venons d'exposer nous montre donc que la greffe uretéro-intestinale est grave par l'infection ascendante du rein par les microbes intestinaux. Nous reviendrons d'ailleurs plus tard sur ce sujet lorsque nous aurons à développer plus longuement les conséquences de la flore intestinale sur le parenchyme rénal.

INDICATIONS ET CONTRE-INDICATIONS DE LA GREFFE URÉTÉRO-INTESTINALE

La greffe uretéro-intestinale devenant de jour en jour une opération facile à exécuter, présente un assez grand nombre d'indications opératoires. Elle peut être indiquée dans des lésions vésicales cancéreuses, commandant l'ablation du bas-fond, ou mieux, pour éviter, dans la mesure du possible, les chances de récidive, l'ablation de la vessie entière avec la prostate ; et, comme nous venons de le voir, c'est, d'après Tuffier, la greffe de choix dans l'extirpation de ces deux derniers organes.

Une seconde indication de la greffe dont nous nous occupons est la *tuberculose vésicale* quand la taille hypogastrique a échoué.

Nous avons vu plus haut qu'elle a été conseillée dans le traitement de l'*exstrophie vésicale* en permettant l'extirpation de la paroi vésicale postérieure.

Elle a été aussi indiquée dans le traitement des fistules uretéro-vaginales inopérables par d'autres procédés, à cause du siège élevé de ces fistules.

Dans les plaies uretérales par laparotomie, comme dans le cas de Chaput, cette greffe peut rendre des services. Il en est de même dans les plaies par coup de pied de cheval ou dans le cas des ruptures de ce conduit, quand les deux bouts sont en mauvais état.

On retrouve certaines indications de la greffe dans les cicatrices et les tumeurs de l'uretère. On peut en dire autant pour les calculs enchatonnés de l'uretère, la suture d'un canal aussi étroit étant presque impossible.

Les cancers utérins où l'uretère est dégénéré, retrouvent également une indication de cette opération.

On peut aussi être autorisé à y recourir dans certaines formes de cystite chronique avec dégénérescence incurable du *detrusor vesicæ*.

La greffe uretéro-intestinale ne sera naturellement indiquée que dans les cas où la réussite de la greffe urétéro-vésicale est impossible, et quand dans une lésion unilatérale de l'uretère on ne peut pratiquer la néphrectomie à cause des lésions profondes de l'autre rein.

En tout cas, on ne devra, dans les lésions des deux uretères faire que l'abouchement unilatéral et n'aboucher le deuxième uretère que si le premier fonctionne bien.

Examinons maintenant certaines contre-indications que présente la greffe dont nous nous occupons.

Une contre-indication importante de cette opération serait l'existence plus ou moins profonde des lésions de l'uretère et en particulier l'urétérite qui faciliterait l'infection ascendante du rein par les microbes intestinaux.

Pour la même raison, nous devons ranger parmi les obstacles au succès de l'opération, les lésions rénales fréquentes dans la tuberculose vésicale.

Du côté de l'intestin, l'inflammation de la portion inférieure du rectum et en général toute la portion de l'intestin sur laquelle on doit procéder, pourrait aussi être une contre-indication à la greffe, le passage continuel de l'urine pouvant irriter davantage l'intestin. En dehors de ces conditions, l'urine n'a pas d'action fâcheuse sur la muqueuse intestinale et sur la muqueuse rectale en particulier.

En résumé donc la greffe urétéro-intestinale est, comme le dit Chaput, une opération de nécessité et non de choix, préférable cependant à la néphrectomie. Nous reviendrons là-dessus lorsque nous aurons à parler des avantages de cette greffe.

MANUEL OPÉRATOIRE

La greffe de l'uretère avec l'intestin peut se faire en divers points du conduit intestinal, à savoir : au niveau du rectum, du côlon ascendant ou descendant ou au niveau de l'intestin grêle.

A) *Abouchement rectal.* — L'abouchement rectal est difficile. Les uretères sont loin du rectum ; il faut les dénuder sur une grande étendue. De plus, il faut faire des sutures au fond du bassin, dont la profondeur et l'étroitesse gênent l'opérateur. Aussi risque-t-on que les sutures mal faites lâchent, et que la mort s'ensuive par péritonite. C'est ce qui arriva dans l'opération de Kuster.

Pour toutes ces raisons donc, l'opération de

la greffe urétéro-rectale est d'une exécution difficile et dangereuse. Pour ces mêmes raisons, Giordano a conseillé l'établissement préalable d'un anus iliaque pour supprimer momentanément la fonction normale du rectum.

Ugo Pisani[1] a décrit un nouveau mode d'abouchement rectal.

Pour comprendre dans la suture la valvule des uretères qui, comme le dit Tuffier, peut empêcher l'infection ascendante, l'auteur italien conseille de greffer avec l'uretère un fragment de vessie. C'est aussi le procédé qu'a suivi Lorthior[2].

Ce procédé comprend quatre temps : 1° Dans un premier temps, on met à nu la vessie ; on en incise la paroi supérieure, et on cherche les orifices urétéraux. Autour de chacun d'eux on fait une incision rectangulaire de 1 et demi à 2 centimètres. On isole les deux uretères et on fait l'extirpation de la vessie.

2° Dans un deuxième temps, on introduit une sonde par l'anus pour dilater le rectum, et on met une pince au-dessus du niveau de l'incision pour éviter l'infection du champ opératoire par les fesses. On fait alors sur la paroi antérieure

[1] *Policlino-Roma*, 1er juillet 1896.
[2] *Ann. de Soc. belge de Chir.*, 15 février 1896.

du rectum entre la pince et l'anus une incision verticale de 3 à 4 centimètres, puis une incision transversale de 3 à 3 et demi centimètres, n'intéressant que la muqueuse et une partie de la musculeuse, et respectant la séreuse. On enlève alors un fragment rectangulaire du rectum de 3 à 3 et demi centimètres de long sur 1 à 1 et demi de large.

3° Dans un troisième temps, on adapte le rectangle vésical à la perte de substance rectale.

4° Enfin dans un dernier temps, on fait trois plans de suture au catgut, à la Wölfler, Czerny-Lembert et Lembert. Il ne reste plus qu'à fermer l'abdomen.

Les deux animaux de Pisani ainsi opérés, moururent au bout de six jours, l'un du schok opératoire, et l'autre de péritonite parce que les sutures abdominales avaient lâché.

A l'autopsie de ces deux animaux il n'y avait pas trace de lésions des reins ni d'urine dans le péritoine.

B) *Abouchement de l'uretère dans le côlon ascendant ou descendant.* — L'abouchement uretéro-colique est celui qu'on doit choisir de préférence. C'est celui qui, de l'avis des opérateurs, donne les meilleurs résultats.

Le côlon peut être abordé par trois voies différentes : 1° la voie abdominale ; 2° la voie lombaire ; et 3° la voie sacrée.

Chaput procède de la façon suivante : Il fait une incision depuis le rebord costal, à 8 centimètres de la ligne médiane, jusqu'à l'épine iliaque antéro-supérieure et se recourbant en dedans jusqu'à un ou deux travers de doigt de la ligne médiane.

On incise, couche par couche, jusqu'au péritoine.

Le côlon est récliné avec l'intestin grêle par un aide qui l'écarte avec une compresse.

L'opérateur incise alors le péritoine pariétal postérieur de la région iliaque sur une hauteur de 8 à 10 centimètres.

Il récline avec des pinces hémostatiques la lèvre interne de ce péritoine, et il le décolle en dedans jusqu'à la colonne vertébrale. L'uretère est découvert. Il est alors saisi et coupé entre deux pinces à crémaillère et le bout inférieur est tout de suite lié.

Quant au bout supérieur de l'uretère, on l'amène au contact de la partie postéro-interne du côlon.

On fait aussitôt avec trois ou quatre points une suture musculo-musculeuse de la lèvre postérieure de l'uretère avec le côlon non encore incisé.

Puis on incise quelques millimètres plus bas l'intestin sur une étendue de 1 centimètre, et on fait des sutures muco-muqueuses des deux conduits; enfin on fait des sutures musculo-musculeuses de la lèvre antérieure de l'uretère avec le côlon.

Quelques points complémentaires sont mis à l'extrémité de l'orifice intestinal.

On draine avec une mèche de gaze et finalement on ferme les parois abdominales.

L'opération est identique sur l'un ou l'autre côlon.

Chaput conseille, si l'uretère est très mince, de faire des sutures muco-muqueuses, puis d'engainer le conduit urinaire sur 2 centimètres avec l'intestin en faisant deux étages de sutures séro-séreuses.

Boari s'est servi d'une incision partant de la moitié du ligament de Poupart, et s'étendant en arc, avec la concavité tournée vers l'intérieur, jusqu'à l'extrémité de l'épine iliaque antéro-supérieure. Le péritoine est détaché mais non ouvert ; et on va ainsi jusqu'à la colonne vertébrale mettre à nu les uretères.

Par une ouverture du péritoine pariétal postérieur iliaque, on sort une anse du côlon qui est suturée au péritoine pariétal, et ainsi rendue extra-péritonéale.

Tels sont les deux procédés généralement adoptés par la plupart des opérateurs.

Néanmoins la voie abdominale, malgré certains avantages, présente des difficultés. Ce sont d'abord les veines situées devant l'uretère, et puis l'intestin, côlon ascendant ét cæcum à droite, S iliaque à gauche.

Le point de repère dans toutes ces manœuvres est d'aller sentir le bord interne du rein comme je l'ai déjà dit dans mes recherches cadavériques que j'ai publiées en 1892[1].

La *voie lombaire* conseillée par certains auteurs, et suivie par Smith, devra être appliquée d'après l'incision d'Israël, comme le conseille Glantenay (Th. Paris, 1895).

On commencera l'incision à un travers de doigt sous la douzième côte, sur le bord antérieur de la masse sacro-lombaire. Cette incision sera parallèle à la côte jusqu'à son sommet, ensuite elle se prolongera dans la direction du ligament de Poupart, puis, se recourbant en dedans, se terminera sur le bord externe du muscle droit.

---

[1] TREKAKI. Th. Paris, avril 1892, p. 63.

Fowler [1], en mars 1898, publie un nouveau procédé personnel dont il donne la description suivante :

Le malade étant placé dans la position de Trendelenburg, on incise l'abdomen suivant la ligne blanche. Préalablement, on a eu soin de dilater le sphincter anal et de désinfecter le rectum. Après avoir reconnu les uretères, on incise le feuillet postérieur du péritoine, on les détache de leur insertion vésicale et on coupe leur extrémité obliquement. On fait alors dans la paroi antérieure du rectum une incision longitudinale longue de 7 centimètres, n'intéressant que la séreuse et la musculeuse que l'on dissèque latéralement de manière à mettre à nu une surface rhomboïde du tissu sous-muqueux du rectum. On écarte les bords de l'incision, et dans la moitié inférieure du parallélogramme ainsi préparé, on découpe une languette de muqueuse à base supérieure; on la replie sur elle-même de manière que la moitié de sa surface muqueuse regarde en avant, et on la fixe dans cette position par un ou deux points de suture ; on se trouve de la sorte avoir formé une valvule dont les deux surfaces sont recouvertes de muqueuse.

[1] *Amer. Journ. of. the med. Scienc.*, mars 1898.

On place alors les uretères dans l'incision en faisant reposer leur surface de section oblique sur la surface muqueuse de la valvule et on les fixe par des sutures au catgut, passées dans la moitié supérieure du rhombe disséqué, en ayant soin de ne pas traverser le canal des uretères. La valvule est refoulée dans le rectum et l'incision rectale fermée en commençant par l'espace vide que la valvule laisse dans la paroi intestinale et qui est suturé au catgut. L'incision primitive du rectum est suturée avec de fins fils de soie qui servent également à fixer les uretères.

Après la théorie, la pratique : M. Fowler relate l'observation d'un enfant de six ans opéré quatorze mois auparavant d'après ce procédé et avec le plus grand succès. Le rectum s'habitua très vite à retenir l'urine aussi longtemps que la vessie elle-même. Suivant l'auteur, l'intestin peut pourvoir concurremment aux deux fonctions de défécation et d'émission de l'urine, parce que les fèces s'accumulent dans l'anse sigmoïde, tandis que le rectum lui-même sert de réservoir à l'urine. Pour éviter toute irritation, il faut laver le fondement après chaque émission d'urine.

Les avantages de ce procédé opératoire seraient donc les suivants : il existe une valvule permanente pourvue d'une surface muqueuse appliquée sur l'ouverture des uretères ; de plus, les uretères se trouvant placés dans l'espace sous-muqueux de la paroi rectale sur une longueur de 3 centimètres au moins avant de pénétrer dans le rectum, sont comprimés pendant la défécation par les fibres musculaires circulaires de l'intestin, ce qui donne une nouvelle garantie contre l'infection du rein.

Guyon fait une incision courbe allant de la douzième côte au bord externe de la masse sacro-lombaire. Cette incision est droite sur un trajet de 5 à 6 centimètres, puis courbe, et se prolonge en avant jusque près de l'épine iliaque antéro-supérieure. On attire dans la plaie l'extrémité inférieure du rein. L'uretère est ainsi rendu plus visible.

Ce sont les deux voies que les opérateurs ont suivies. Reste la *voie sacrée*. Mais cette dernière ne peut être mise en pratique que pour la greffe urétéro-rectale. Delbet[1] a décrit un procédé. On met le malade dans le décubitus latéral sur le côté sain. On fait une incision en L, dont la branche verticale répond au bord coccygien, et dont la petite branche horizontale sur l'extrémité

____

[1] *Société anat.*, 1892.

supérieure de la première est parallèle au grand fessier. On coupe les insertions de ce muscle, les ligaments sacro-sciatiques et le pyramidal. On rase les faces latérales du rectum, en rejetant les vaisseaux en dehors et on trouve ainsi l'uretère accolé au péritoine. — Quant à l'abouchement de l'uretère dans l'*intestin grêle*, il n'est pas à recommander, l'ouverture du conduit vecteur de l'urine pouvant gêner gravement la digestion et l'absorption alimentaires. On donnera donc la préférence aux deux greffes que nous avons décrites.

Quelle que soit la voie suivie pour faire l'abouchement urétéro-intestinal, Boari[1] a conseillé l'emploi d'un bouton, qu'on choisit d'après le calibre de l'uretère. Pour ce faire, on invagine le bout de l'uretère sur le tuyau et on l'y arrête avec une soie mince.

On rapproche alors les deux plaques du bouton, et dans le trou du tuyau central on introduit un stylet d'acier qui tient comprimé le ressort. Une ligne ovale de suture intestinale est faite avec une aiguille fine au niveau du point de la greffe. On fait ensuite à ce niveau une incision longitudinale laissant passer seulement la partie

Loc. cit., p. 18.

large du bouton. On met celui-ci dans l'intestin incisé et perpendiculairement à ce dernier. La suture est alors serrée sur le tuyau du bouton. Le fil du stylet enlevé, le bouton se ferme et un second nœud termine ainsi l'opération. Le bouton doit, lorsqu'il est expulsé, emporter à sa tige le lacet qui serrait l'uretère et l'intestin. C'est alors seulement que la greffe a réussi.

Mais les mêmes raisons qui font de plus en plus abandonner le procédé des boutons dans les sutures intestinales, feront renoncer à ce procédé dans la greffe uretéro-intestinale, et on lui préférera de beaucoup une suture bien faite.

Pour terminer ces divers procédés opératoires, il nous reste à dire deux mots de la *création d'une vessie artificielle avec une anse d'intestin grêle*, opération conseillée par Chaput. Cet auteur, voulant éviter la fréquence des selles à la suite de l'abouchement des deux uretères, s'est imaginé qu'on pourrait faire aboutir les conduits dans une anse d'intestin grêle débouchant dans le côlon iliaque.

Le procédé que Chaput a suivi est le suivant : On fait d'abord une double section sur la fin de l'intestin grêle ; on oblitère par invagination les deux bouts de cette anse après en avoir lavé l'intérieur. Les deux autres bouts sont réunis par entérorraphie. On ferme alors le ventre. Dix à quinze jours après on pratique une nouvelle laparotomie. On cherche l'anse qui est distendue ; sur chacune des extrémités de l'anse on abouche les uretères, et le côlon iliaque au milieu.

On pourrait encore faire déboucher l'anse intestinale dans l'urèthre. Cette dernière opération qui n'a été exécutée jusqu'ici que sur les animaux est due à Tizzoni et à Poggi[1]. Les expériences de ces auteurs consistaient à faire une vessie au moyen d'une anse intestinale. Leur opération a été exécutée chez une chienne, en deux temps. Dans le premier temps, on isole 7 centimètres d'intestin grêle maintenu par son mésentère. On résèque cette portion qui doit servir de nouvelle vessie et après avoir fait la suture de deux bouts de l'intestin, on ferme le ventre. Dans le deuxième temps, on extirpe la vessie en respectant le col vésical. L'extrémité antérieure de l'anse intestinale est alors suturée à ce col vésical ; les uretères sont fixés à la partie inférieure de cette même anse. L'opération est ainsi terminée. Entre le premier temps et le second on laisse un intervalle de six mois.

[1] *Bull. méd.*, 1898, p. 1387.

La chienne de Tizzoni et Poggi a survécu deux mois avec la nouvelle vessie. Celle-ci pouvait contenir jusqu'à 12 à 14 centimètres cubes d'urine ; au bout de quinze jours environ, après l'expérience, l'animal pouvait retenir ses urines pendant une heure. Les auteurs terminèrent leur communication en disant : « Qu'ils se proposaient d'isoler par la suite, chez un autre animal, une plus longue partie d'intestin, afin d'obtenir une vessie plus spacieuse et d'exécuter l'opération en une seule séance. »

Nous ne connaissons pas, jusqu'à présent, les résultats éloignés de cette première expérience. Il est cependant à présumer que le succès en est aussi douteux.

Ce sont donc, nous le répétons, des procédés qui n'ont jamais été appliqués chez l'homme et qui, d'ailleurs, ne paraissent pas bien supérieurs à l'abouchement intestinal simple.

RÉSULTATS EXPÉRIMENTAUX ET CLINIQUES

Les expériences sur les chiens et les opérations sur l'homme nous montrent, par tout ce que nous venons de voir, que la greffe urétéro-intestinale est un procédé dont le succès est très aléatoire; ce ne doit être par conséquent qu'un procédé d'exception, qui trouve son indication quand les procédés plus simples et plus sûrs tels que les greffes uretéro-vésicales ou uretéro-cutanées seront inapplicables. Quoi qu'il en soit, les chirurgiens et Chaput en particulier la préfèrent, avec raison, à la néphrectomie, d'autant qu'il est souvent difficile de bien connaître l'état du rein qu'on laisse en place.

Si nous devions maintenant établir un parallèle entre la greffe uretéro-intestinale et la greffe uretéro-cutanée, nous dirons que cette dernière a l'immense inconvénient d'être une infirmité des plus gênantes, le malade étant constamment baigné par l'urine qui vient sourdre à l'orifice abdominal.

Nous en dirons à peu près autant du colpoclisis, qui doit être rejeté surtout chez la femme.

La greffe uretéro-intestinale n'a pas ces mêmes inconvénients. Le passage de l'urine dans l'intestin ne l'irrite pas. Chaput, dans une de ses observations, notait seulement trois selles par jour, liquides, peu odorantes, contenant des scybales moselées. Il n'y avait pas de diarrhée proprement dite.

A ce propos même Harvey-Reed prétend

que l'intestin résorbe partiellement l'eau de l'urine.

« La présence simultanée de l'urine et des matières fécales dans le rectum, dit cet auteur, ne produit aucune irritation de cet intestin ; il s'y accoutume facilement et rapidement. Il faut même ajouter qu'elle ne provoque pas de selles liquides très fréquentes. Très probablement, une partie de l'eau de l'urine est absorbée par la muqueuse rectale ; les produits d'excrétion et les sels, que l'urine contient, sont alors expulsés avec les matières fécales[1]. »

Et, à ce point de vue, l'abouchement de l'uretère droit peut être plus favorable que celui de l'uretère gauche. En effet, à droite, le cæcum et le côlon ascendant forment un réservoir plus étendu que le côlon descendant dont le sphincter anal empêche seul l'écoulement d'urine.

Enfin, ces mictions anales sont moins gênantes chez la femme, chez qui on a plus souvent l'occasion de recourir à la greffe des uretères.

D'autre part, nous avons vu que les résultats expérimentaux semblaient condamner complètement cette opération et avaient fait émettre à Tuffier ce dilemme : « Ou mort par péritonite si

---

[1] *Bull. méd.*, 1892.

les sutures lâchent, ou mort par pyélo-néphrite ascendante ou hydronéphrose si elles tiennent. » Mais nous devons faire remarquer, avec Chaput, que les expériences sont faites chez le chien dans de mauvaises conditions. L'épaisseur et la rigidité de la paroi intestinale, la minceur et l'étroitesse de l'uretère chez cet animal exposent à la section des sutures et à l'étranglement de l'uretère, sans compter que l'asepsie ultérieure est difficile à réaliser et que l'animal est exposé à faire de la péritonite parce que les sutures abdominales lâchent le plus souvent.

Chez l'homme, les difficultés ne sont pas aussi marquées, et cela nous explique le nombre relativement grand des succès. Quelques observations nous montrent qu'avec de bonnes sutures, l'hydronéphrose n'est pas inévitable; pas plus que la pyélo-néphrite, à condition, bien entendu, qu'il n'y ait pas de rétention d'urine et que le courant de chasse de l'uretère continue à se faire. Car, ne l'oublions pas, tout est là dans le succès d'une greffe. Il est absolument nécessaire que ce courant de chasse dont nous venons de parler, soit continu : la stagnation de l'urine dans l'uretère, et par conséquent dans le rein, est le point de départ des nombreux accidents. A l'état physiologique en effet, le rein emprunte

ses moyens de défense à deux sortes de causes :
1° à l'embouchure vésicale de l'uretère ou l'*ostium uretéral*, garni d'un muscle orbiculaire et
2° au mode d'éjaculation du liquide urinaire.
Pour que la première de ces conditions soit
remplie, il est de toute nécessité que le sphincter
uretéral soit conservé intact. Ce sphincter fait
l'office d'une barrière pour l'envahissement de la
glande rénale. On conçoit donc que si cette barrière venait à manquer, la porte serait tout
ouverte pour l'ascension des bactéries des cavités dans lesquelles est greffé l'uretère. Le second
point, c'est l'*éjaculation intermittente* de l'urine.
Par son intermittence, cette éjaculation devient
un obstacle sérieux à l'ascension microbienne à
travers le conduit uretéral. La tension intra-
uretérale et le mode d'excrétion de l'urine sous
forme d'éjaculation ont donc une importance
capitale au point de vue du fonctionnement physiologique, en maintenant le liquide sous une
certaine pression et en produisant ce courant de
chasse dont nous parlions plus haut, capable, à
lui seul, d'être un moyen de défense contre l'infection du rein (Tuffier). La virulence, en effet,
du contenu intestinal expliquerait la fréquence
de la pyélo-néphrite.

Le rectum, le côlon ou l'intestin grêle sont

habités par une foule de micro-organismes qui vivent à l'état de saprophyte. Parmi ceux-ci on rencontre constamment le bacilllus côli, qui, quoique saprophyte, peut devenir, on le sait, à tout moment, un microbe d'une virulence considérable. Mais ce qui plus est, ce même bacille est, comme les recherches de MM. Achard et Renaud tendent à le démontrer, le micro-organisme de l'infection urinaire. On comprend donc facilement que l'infection du rein peut être réalisable, car la porte d'entrée est tout ouverte pour la pénétration du coli-bacille. Il y aurait là le même processus d'envahissement microbien, comme le dit très bien M. Albarran, que celui qui se fait dans les voies biliaires par l'orifice intestinal du canal cholédoque.

Mais ces organes, le foie, le pancréas, les glandules gastro-intestinales, qui ont leur conduit excréteur débouchant dans l'intestin ne s'infectent pourtant que rarement par reflux des microbes intestinaux. Par conséquent et surtout en raison des succès obtenus en chirurgie humaine, on ne peut pas condamner absolument une opération qui peut trouver ses indications.

En résumé donc, la greffe uretéro-intestinale reste une opération grave et, partant, une opération de nécessité et non de choix. Mais elle ne

doit pas être rejetée complètement, et, faite dans
de bonnes conditions, elle pourra être à l'abri
des complications d'hydronéphrose ou de pyélo-
néphrite qui ont souvent été la cause de la m..t.
Les quelques succès où la guérison s'est maintenue pendant longtemps, nous sont une preuve
que l'opération bien faite peut rendre de réels
services.

CHAPITRE III

GREFFE URÉTÉRO-CUTANÉE

INTRODUCTION

J'ai désigné, avec M. le professeur Le Dentu, sous le nom de *méat urétéral artificiel*[1], la greffe de l'uretère à la peau de l'abdomen. C'est, comme on le voit, une opération qui consiste à suturer le canal vecteur de l'urine à la peau de cette région pour faire dévier le cours normal du liquide d'excrétion.

Ainsi dénommée, cette opération ne demande pas une plus longue explication. Comme on le voit, on a conservé, dans ce titre, le mot *méat urétéral* qui est déjà employé pour désigner l'orifice naturel de l'uretère dans la vessie; et c'est pour cette raison qu'avec M. Le Dentu nous l'avons fait suivre de l'épithète *artificiel*, pour bien faire comprendre que c'est une ouverture

[1] TREKAKI. Thèse. Paris. 1892.

anormale de ce conduit pratiquée par le chirurgien. C'est donc cette appellation que nous con-
serverons et c'est celle que nous avons choisie
pour titre de ce chapitre.

- J'ai préféré cette désignation à celle de *fistule
uretérale*, de crainte que le mot *fistule* n'impli-
quât une erreur dans l'esprit du lecteur. En
effet, ce dernier mot est communément employé
pour désigner une communication accidentelle
de l'uretère dans le cours d'une opération sur
les voies urinaires ou dans toute autre manœuvre
chirurgicale dans l'abdomen, ou bien encore le
résultat d'un processus inflammatoire. C'est
encore pour la même raison que nous avons
préféré le titre que nous avons placé en tête de
notre travail, car cette opération implique, à
première vue, l'idée d'une intervention chirurgicale de propos délibéré, d'une thérapeutique
chirurgicale entreprise dans telles ou telles conditions, comme on le verra par la suite ; c'est,
en d'autres termes, une opération palliative ou
curative et non un accident survenant dans le
cours d'une intervention chirurgicale sur les
voies urinaires supérieures.

Nous aurions également pu dénommer le
méat uretéral artificiel, d'urèthre *contre nature*.
Mais cette dernière appellation a déjà été donnée

à une opération que Poncet (de Lyon) exécuta le premier : nous voulons parler de l'ouverture anormale qu'il fit à l'hypogastre chez certains prostatiques pour dévier ainsi le cours des urines. D'ailleurs, nous la croyons impropre dans l'espèce.

Historique. — L'opération du méat urétéral artificiel n'est entrée dans le domaine de la chirurgie actuelle que depuis un certain nombre d'années. Elle ne compte qu'un nombre de cas très restreint ; mais ses indications opératoires sont tellement nombreuses, ses résultats et ses avantages paraissent être si favorables qu'il eût fallu à juste titre qu'elle prenne rang parmi les opérations courantes entreprises sur l'appareil urinaire supérieur. Le besoin s'en est ressenti, car dans certains cas, assez nombreux d'ailleurs, les opérations palliatives ou même curatives, dans ce système d'organes, faisaient totalement défaut.

Une lacune restait donc à combler et c'est ce qu'on fit en France.

L'opération du méat urétéral artificiel est due exclusivement à la chirurgie française ; seuls, les chirurgiens français ont pratiqué, sur le vivant tout au moins, cette opération qui est appelée à rendre des services considérables.

Mais, comme on le verra par la suite, elle a été pratiquée, à l'étranger, sur le cadavre, et tout récemment en France, sur les animaux.

Pour la facilité donc de l'exposé de ce court aperçu historique, nous diviserons les étapes par lesquelles a passé l'opération du méat uré- téral, depuis sa création jusqu'aujourd'hui, en trois périodes que nous appellerons : 1° la pé- riode anatomique ; 2° la période clinique ; et 3° la période expérimentale. Toutes trois ont con- tribué à fixer certaines particularités intéressantes et nécessaires pour la connaissance intime du sujet qui nous occupe.

La première période ou période anatomique date d'il y a environ dix-huit ans. En février 1881, un travail signé de Hayes Agnew, chirurgien distingué de Philadelphie, parut dans le *Phila- delphia Medical Times* et portant pour titre : « Traitement du catarrhe de la vessie par l'éta- blissement d'une fistule urinaire. » Hâtons-nous de dire que Hayes Agnew n'exécuta cette opéra- tion que sur le cadavre; il la signalait à l'atten- tion des chirurgiens comme très favorable et capable d'être utilisée dans certains cas où le fonctionnement des voies urinaires naturelles est entravée. L'idée du chirurgien américain lui était suggérée par l'observation de deux malades atteints, tous deux, d'une fistule cutanée de l'uretère de longue date et se trouvant, d'ailleurs, dans de bonnes conditions de santé. Hayes Agnew préférait à toute autre voie détournée des urines, la voie uretérale ; c'est l'uretère qu'il choisit donc, et c'est ce canal excréteur qu'il fit aboucher à la paroi abdominale. Toutes ses recherches, je le répète, ont été faites sur le cadavre. Nous ne les décrirons pas pour le moment, car nous nous réservons de revenir sur le manuel opératoire qu'il entreprit, plus loin ; mais nous devons dire dès maintenant que cet auteur préconisait, pour cette opération, soit la région lombaire, soit la région iliaque. Cependant, Hayes Agnew préfère la région lombaire et suit un manuel opératoire à peu près semblable à celui de la côlotomie lombaire.

De ma part, j'ai entrepris, en janvier 1892, des recherches cadavériques qui ont été publiées dans ma thèse inaugurale [1], et qui vont être rapportées dans le cours de ce travail. Ces recherches ont trait à la voie que j'ai suivie pour la découverte de l'uretère dans sa portion lombaire, et ont été reprises ensuite par GLANTENAY, dans sa thèse, en 1895 [2].

[1] *Loc. cit.*
[2] Thèse. Paris, 1895, p. 61.

Telle est, esquissée à grands traits, la première période de l'histoire de l'opération du méat uretéral artificiel.

Depuis ces recherches cadavériques, nous n'avons aucun document nouveau sur cette question.

La seconde période, ou période clinique, la plus importante dans l'espèce, celle qui enseigna le manuel opératoire et les nombreuses indications du méat uretéral, commence en France.

Gigon (d'Angoulême) [1] publie en février 1856 une observation d'anurie calculeuse dans laquelle il propose d'aller lever l'obstacle par l'incision de l'uretère et la création d'une fistule uretéro-cutanée. C'est la première conception de la greffe dont nous nous occupons, pour la déviation du cours normal des urines.

Signalons, en passant, que feu le chirurgien Laurenzi, de Rome, au dire de Bertini [2], dans le cours d'une laparotomie où l'uretère fut blessé, fixa le bout rénal de ce conduit à la paroi abdominale. Nous n'avons pas plus de renseignements sur ce cas qui non seulement n'a pas été publié, mais qui resta lettre morte pour tous les chirur-

[1] GIGON. *Union médicale*, 1856.
[2] BERTINI LEOP. *Bull. della Reale Accadem. med. di Roma. Anno Accademico* 1888-1889. Juin.

giens. — Il faut arriver jusqu'en 1889 pour voir surgir la première observation complète de greffe urétéro-cutanée. M. le professeur Le Dentu ignorant complètement l'idée émise par Hayes Agnew, et les cas incidemment signalés de Gigon et Laurenzi, a entrepris, sur le vivant, la première opération de méat urétéral artificiel. — En mai 1889, M. Le Dentu publie donc dans son *Traité des affections chirurgicales des reins et des uretères* (p. 803) et revient quelques mois après sur le même sujet devant le Congrès de chirurgie, dans sa séance du 11 octobre, publie, disons-nous, l'observation d'une malade à laquelle il fit, de propos délibéré, l'abouchement de l'uretère gauche aux parois du flanc, allant ainsi au-devant d'une mort imminente au plus bref délai. Il s'agissait dans ce cas, comme on le verra par la suite, d'un cancer souspéritonéal qui englobait dans sa masse la partie terminale des uretères et empêchait ainsi tout écoulement de l'urine par les voies naturelles. On verra également plus tard que cette entreprise chirurgicale fut couronnée d'un plein succès, malgré la mort de la malade qui eut lieu par généralisation néoplasique en dehors de toute lésion rénale ou urétérale relevant de l'opération elle-même.

Voici comment cet auteur terminait la communication qu'il fit au Congrès français de chirurgie : « Si je rappelle ici ce fait déjà publié *in extenso* dans mon ouvrage sur les affections des reins [1], c'est que cette opération, aussi rationnelle pour combattre l'anurie de cause mécanique incurable, que l'anus artificiel dans les cas d'obstruction intestinale, est *la première de ce genre* qui ait été pratiquée. »

Ce succès fut suivi quelques années plus tard par d'autres chirurgiens. M. Pozzi répéta cette opération dans un cas où le cours naturel des urines était entravé. Il s'agit ici d'une rupture complète de l'uretère, cas que nous nous réservons de rapporter à la deuxième partie de ce travail. Ce dernier auteur préférant l'abouchement anormal de l'uretère à l'extirpation immétiate du rein, conduite tenue par Shaw et Gusseroy dans deux cas semblables, posa nettement les indications ; il fit donc un méat uretéral artificiel, fait qu'il communiqua au Congrès français de chirurgie tenu en 1891. Avec M. Pozzi donc s'établit une nouvelle indication du méat uretéral, dans le cas de rupture complète du conduit vecteur de l'urine.

---

[1] *Aff. Chir. des Reins*, etc., p. 803.

KUFFERATH (de Bruxelles) publie dans le *Mercredi médical* d'avril 1892 une observation de greffe urétéro-cutanée à la suite de rupture de ce conduit au cours d'une laparotomie pour kyste de l'ovaire.

Tels sont les seuls cas de greffe urétérocutanée chez l'homme que nous possédons jusqu'ici.

Il nous reste, avant de terminer ce chapitre, à fixer la question sur les expériences entreprises sur les animaux, ce qui nous conduit à parler de la période que nous avons arbitrairement appelée *expérimentale*.

En février 1891 et en mai de la même année, j'ai exécuté l'opération du méat sur deux chiens. Sur le premier chien j'ai établi deux méats uretéraux : un premier à gauche, et, quelques jours plus tard, un autre à droite. Les résultats de mes recherches ont été communiqués à la Société anatomique de Paris dans sa séance du 4 mars 1892. Ces résultats, qui furent très satisfaisants, ont été publiés *in extenso*, comme on le verra, dans les bulletins de cette Société. Je compte revenir sur ces faits, à la fin de mon travail. Disons dès maintenant que je crois être le premier à avoir entrepris sur le chien ces sortes d'expériences.

Nous n'ignorons pas, bien entendu, les expériences de Gluck et Zeller (de Berlin) qui extirpaient chez les animaux, la vessie, et suturaient les uretères à la paroi abdominale au niveau de l'incision qui avait servi pour l'extirpation vésicale. Mais la voie que ces deux auteurs ont suivie est différente de la voie que j'ai prise, c'est-à-dire la paroi latérale de l'abdomen.

D'ailleurs, Gluck et Zeller[1] suturaient la partie terminale de l'uretère, tandis que je ne fixe à la paroi du flanc que la portion abdominale de ce conduit, ce qui n'est pas la même chose, à en croire Tuffier qui prétend que les résultats sont tout autres, selon qu'il s'agisse de la fixation du tiers inférieur ou du tiers moyen de l'uretère. Enfin l'extirpation vésicale n'entre dans aucun des temps de mes expériences, ce qui ne complique pas l'opération, sans compter que la greffe de ces auteurs est transpéritonéale.

Quoi qu'il en soit, nous devons retenir des expériences de Gluck et Zeller ce fait, à savoir que leurs résultats sont très satisfaisants, et qu'ils concordent, par cela même, avec ceux également favorables que j'ai obtenus moi-même.

D'autre part, M. le professeur Dastre, au dire

---

[1] Congrès Allem. de Chirurgie tenu en avril 1881.

de M. Tuffier, aurait, bien avant nous, fait aboucher les uretères à la paroi abdominale, avec un insuccès complet d'ailleurs.

Mais, je répète ici ce que j'ai déjà dit devant la Société anatomique dans la même séance [1], que les expériences de M. Dastre n'ont jamais été publiées; elles n'ont été qu'incidemment citées par M. Tuffier, dans ce même recueil périodique [2].

Or, nous ne savons ni les résultas opératoires, ni la voie que suivit le professeur de la Faculté des sciences, ni l'état du rein de ses animaux ; rien, en un mot, n'est signalé dans ces expériences, depuis l'établissement de la fistule uretérale jusqu'au moment de la mort des chiens.

C'est donc pour toutes ces raisons que je crois avoir été le premier en France qui ait fait ces sortes d'expériences de méat uretéral artificiel.

INDICATIONS OPÉRATOIRES ET CONTRE-INDICATIONS DE LA GREFFE URETÉRO-CUTANÉE

Il semble qu'une opération si nouvelle ne comportât avec elle qu'un très petit nombre

[1] *Soc. Anat., Loc. cit.*, mars 1892.
[2] *Ann. gén. urin.*, avril 1881.

d'indications à l'intervention chirurgicale. Mais il en est de l'opération du méat urétéral artificiel comme de tant d'autres; à mesure qu'on avance, on reconnaît une foule d'avantages qu'on ne soupçonnait pas jusqu'alors.

D'une façon générale, tout obstacle survenant aux canaux excréteurs supérieurs de l'urine, qui menace, par sa durée, la fonction rénale et par conséquent l'organisme tout entier, est passible, croyons-nous, de l'intervention chirurgicale. Mais cette intervention n'est pas unique; elle comporte plusieurs modes selon les cas. Si l'entrave à l'excrétion urinaire a lieu et si les moyens chirurgicaux non sanglants, tels que le cathétérisme de l'uretère, qu'il soit fait d'une façon ou d'une autre, ont été mis en usage; si d'autre part l'insuccès a été complet avec tous les moyens dont on dispose, alors il y a lieu d'entreprendre autre chose, et au plus bref délai, car nous avons supposé que le malade est en danger. Il faut, au plus tôt, intervenir, car le péril est imminent. Nombreuses donc sont les indications où l'intervention est nécessaire.

Toutes ces indications n'ont pas été, naturellement, étudiées jusqu'ici, car les cas d'obstruction des voies urinaires supérieures sont relativement rares. Celles plus fréquentes méritent, croyons-nous, une mention, car, nous le répétons, ce sont celles avec lesquelles le chirurgien sera mis, le plus souvent, en présence. Nous allons, dans ce chapitre, passer en revue les cas dans lesquels on se trouve forcé d'entreprendre l'opération du méat urétéral, faute d'autre opération palliative pouvant venir au-devant du danger.

Nous aurons donc à parler, en quelques mots, des indications de l'intervention dans le cas de cancer de l'utérus, dans les fibromes utérins, dans le cancer de la vessie, et dans les ruptures complètes de l'uretère. Ces seules grandes indications nous occuperont uniquement. Nous laisserons de côté les quelques autres cas qui peuvent se présenter en clinique et mériter la création d'un méat urétéral artificiel.

A. INDICATION DU MÉAT URÉTÉRAL DANS LE CANCER DE L'UTÉRUS

L'anurie par compression des uretères par des masses cancéreuses de l'utérus est une indication formelle du méat urétéral artificiel, dans le cas où ces masses sont inopérables et où tous les moyens mis en usage ne peuvent suffire à lever l'obstacle au passage de l'urine. Il est, en effet, facile à prévoir que l'obstruction urétérale qui survient dans ce cas, comporte avec elle un pronostic des plus fâcheux. Il est donc indispensable d'intervenir au plus tôt, si on ne veut assister à des désastres.

L'indication de cette greffe est surtout formelle dans le cas où le processus cancéreux a envahi la partie terminale de l'uretère.

B. INDICATION DU MÉAT DANS LES FIBROMES DE L'UTÉRUS

- A côté du cancer nous placerons les fibromes utérins également inopérables. Dans le cas de fibromes volumineux enclavés dans le bassin et ayant des rapports plus ou moins directs avec les conduits vecteurs de l'urine, le chirurgien ne peut intervenir pour lever l'obstacle à l'excrétion de l'urine. La variété des tumeurs fibreuses de l'utérus qui est le plus fréquemment accusée de comprimer les uretères, c'est la variété dite pelvienne comme l'appelle Pozzi. Mais, d'autre part, ces canaux peuvent être comprimés dans toute autre condition ; ils peuvent l'être dans leur portion pelvienne, par le volume excessif de la tumeur utérine ; dans ces deux cas, les conséquences, on le comprend, seront fâcheuses; l'aboutissant final serait l'effacement plus ou moins complet de la lumière des uretères avec tous ses effets funestes.

Les tumeurs de la vessie, malignes pour la plupart, présentent, dans certains cas, une indication formelle à la création d'un méat uretéral cutané. C'est surtout dans les tumeurs qui siègent au bas-fond de la vessie et qui peuvent, soit par leur obstruction, soit par leur envahissement être une cause d'anurie, que la greffe uretéro-cutanée se recommande aux chirurgiens. Albarran et Clado dans leurs remarquables ouvrages insistent sur cette indication.

C. Indication du méat dans les blessures de l'uretère

La grande indication du méat, la plus importante peut-être, celle pour laquelle l'opération du méat cutané présente un tel intérêt, c'est, sans contredit, la section complète de l'uretère.

Les cas de rupture du conduit excréteur de l'urine peuvent se rencontrer dans différentes conditions. Tantôt il s'agit d'un traumatisme direct sur la partie moyenne du canal, tel qu'un coup de couteau, une forte contusion de l'abdomen, etc. Tantôt, et c'est ce qui est le plus fréquent, il s'agit d'une blessure de l'uretère dans le cours d'une opération abdominale, comme dans le cas de Pozzi, Laurenzi et Kufferath (de Bruxelles) pour n'en citer que les principaux.

Or, la suture des deux bouts de l'uretère étant encore actuellement une opération impossible à réaliser, la seule ressource qui reste au chirurgien est, comme nous le disions, la greffe uretéro-cutanée.

Telles sont les seules indications du méat uretéral sur lesquelles on doit compter le plus généralement.

Voyons maintenant les contre-indications de cette greffe.

Toute récente qu'elle soit, et malgré le petit nombre d'observations que nous disposons de méat uretéral artificiel, cette opération présente des contre-indications opératoires qui nous reste à citer.

Il est, en effet, facile à concevoir que toute lésion rénale ou uretérale capable de mettre en danger la vie du malade, est par cela même, une contre-indication à l'intervention. Il ne suffit pas seulement de discuter l'opportunité d'une telle opération, mais il est encore nécessaire d'interroger l'état du rein ou de l'uretère qu'on se propose d'aboucher à la peau. Il faut, en d'autres termes, que le rein soit exempt d'altérations profondes pouvant entraver sa fonction. Mais cette intégrité peut ne pas être absolue, car un rein légèrement malade peut non seulement avoir gardé sa fonction sécrétoire, mais même la recouvrer après l'intervention. Ce qui nous autorise à parler ainsi, ce que quelques auteurs comme Nathan Bozeman, par exemple, ont préconisé le drainage artificiel du rein, dans le cas de suppuration de cet organe, par l'uretère. De sorte que la pyélo-néphrite loin d'être une contre-indication, serait plutôt une indication à l'intervention, si, bien entendu, on soupçonne des lésions légères du rein. C'est d'ailleurs ce qu'on observe dans la taille rénale, où la fistulation du rein guérit la pyélo-néphrite.

Dans les cas, au contraire, où on diagnostiquera un rein profondément altéré par la suppuration, on sera forcé de s'abstenir.

Même chose, si dans un cancer de la vessie ou de l'utérus, on soupçonne une généralisation du côté du rein coexistant avec l'anurie par compression.

Dans ce cas encore, l'idée ne viendra à aucun

chirurgien d'entreprendre une opération qui, quoiqu'elle ne présentât aucun danger, cependant, en tant qu'opération, précipiterait le dénoûment fatal.

L'hydronéphrose à une période très avancée de son évolution fera rejeter, d'emblée, l'intervention.

La néphrite interstitielle ou parenchymateuse, les néphrites toxiques ou infectieuses seront également des obstacles sur lesquels il faut compter.

Peut-être aussi la maladie kystique du rein pourrait aussi empêcher l'intervention.

Du côté de l'uretère nous trouvons quelques affections qui pourraient faire discuter la légitimité ou la non-légitimité de l'opération. En particulier nous voyons le cancer de ce conduit. Mais le cancer de l'uretère est, nous l'avons dit plus haut, extrêmement rare, de sorte qu'on n'aura pas souvent à compter avec cette éventualité.

Tous les cas de contre-indication à l'opération du méat sont, nous le reconnaissons, plutôt théoriques.

Mais, cependant, nous devions le signaler, en passant, pour attirer l'attention qui pose une indication de la greffe urétéro-cutanée.

MANUEL OPÉRATOIRE

L'opération du méat urétéral artificiel, avons-nous déjà dit, a été exécutée sur le vivant surtout par les chirurgiens français. Nous allons donner les procédés que chacun d'eux a employés.

Deux voies ont été suivies pour l'abouchement de l'uretère à la peau : la voie antérieure ou transpéritonéale et la voie postérieure et latérale ou extra-péritonéale. Et au point de vue du siège de l'uretère greffé, le flanc et les lombes ont été le plus généralement adoptés. N'oublions pas non plus que Hayes Agnew conseillait aussi la région iliaque. Le procédé Le Dentu est celui qui doit être adopté de préférence.

Voici comment ce dernier auteur conseille de faire pour aller à la recherche de l'uretère. On pratique une grande incision oblique au niveau du flanc, et décollant le péritoine on arrive ainsi jusqu'au point où l'uretère est croisé par les vaisseaux spermatiques ou utéro-ovariens.

Après avoir isolé ce conduit avec précaution, on le saisit au moyen de deux pinces hémostatiques le « plus bas possible, et on coupe le conduit avec des ciseaux, entre ces deux pinces

(Le Dentu). » Cela fait, il ne reste plus qu'à attirer le bout rénal de l'uretère au niveau de la plaie et l'y fixer par quatre points de suture au crin de Florence. Après la suture profonde des muscles de la région, on introduit dans l'uretère un tube de caoutchouc non fenêtré qui plonge, à travers le pansement, dans un urinal (*loc. cit.*, p. 804).

Tel est, en quelques mots, le procédé qu'a suivi le professeur Le Dentu. On le voit, ce n'est que le premier temps de l'opération, c'est-à-dire la recherche de l'uretère, qui présente une certaine difficulté ; les autres temps sont d'une simplicité extrême. Quant au fragment inférieur de l'uretère sectionné, il est abandonné au fond de la plaie, après ligature préalable au catgut ou à la soie.

Le procédé de M. Pozzi diffère un peu de celui de M. Le Dentu. Il diffère par la région sur laquelle se voit l'orifice cutané de l'uretère. Quant au manuel opératoire qu'il exécuta sur sa malade, il ne peut être écrit ici parce que le cas de M. Pozzi était complexe, comme on le verra par la suite. Tout ce que nous devons savoir c'est que ce dernier auteur a fait l'abouchement de l'uretère non plus à la région latérale de l'abdomen, mais à la région postérieure à quelques travers de doigt de la ligne médiane. Disons aussi que l'incision qu'il a faite au niveau de cette région était transversalement dirigée et non oblique comme dans l'opération de M. Le Dentu.

Tel est donc, en quelques mots, la manière de faire de ces deux auteurs.

Les recherches cadavériques de Hayes Agnew et celles que nous avons entreprises nous-mêmes confirment les données fournies, au point de vue opératoire, par les deux cas que nous venons de signaler.

Hayes Agnew employa, sur le cadavre, un procédé qui nous paraît relativement compliqué, dans quelques points, tout au moins. On peut, croyons-nous, aboucher l'uretère au flanc ou à la région lombaire sans trop compliquer l'opération.

Voici comment ce dernier auteur décrit le procédé qu'il suivit pour la recherche de l'uretère par la voie extra-péritonéale : Incision de la paroi abdominale commençant à un pouce au-dessous de la dernière côte, et se terminant à deux pouces de l'épine iliaque antérieure et supérieure. « Après avoir divisé la peau, le fascia « superficialis, les fibres des muscles oblique « externe et oblique interne ainsi que du trans-

« verse, on arrive au tissu sous-péritonéal de la
« fosse iliaque ; on détache soigneusement la
« séreuse jusqu'à ce que l'on soit arrivé au ni-
« veau de l'artère iliaque primitive. A la bifur-
« cation de cette artère on trouve alors l'uretère,
« on le suit et on le sectionne aussi *près que*
« *possible de la vessie*, après avoir jeté deux
« ligatures, la plus inférieure, au catgut ». Plus
loin il ajoute : « Pour empêcher la traction de
« l'uretère, on fait ensuite une *ponction* à tra-
« vers les parois abdominales à peu de distance
« de l'angle supérieur de la plaie cutanée, et,
« au moyen d'une sonde liée aux fils de la liga-
« ture supérieure précédemment décrite on con-
« duit ainsi l'uretère à travers l'ouverture faite
« par la ponction. Il ne reste plus qu'à détacher
« les fils de l'uretère et à suturer le dernier à
« la peau. »

Ce dernier point du chirurgien américain nous
paraît un peu compliqué et inutile dans l'espèce.
Car on pourrait tout aussi facilement attirer
l'uretère au dehors par la plaie qui a servi à la
recherche de ce conduit, comme l'a fait Le
Dentu, et non pas s'évertuer à ponctionner la
peau et produire ainsi plusieurs traumatismes.

Un autre argument contre la manière de faire
de Hayes Agnew, c'est la section trop basse de

l'uretère que cet auteur pratique. Cela nous paraît peu utile : un tronçon d'uretère de 10 à 12 centimètres est amplement suffisant pour attirer au dehors sans crainte de tractions trop fortes.

Les recherches que j'ai exécutées sur le cadavre nous ont démontré, en effet, que le chemin le plus simple pour découvrir l'uretère dans sa portion abdominale c'est, soit sur le flanc, soit la région postérieure de l'abdomen. La première de ces voies nous paraît la meilleure. C'est celle que j'aie suivie. J'ai opéré de cette façon sur une faible étendue de l'uretère, et j'ai été par conséquent à l'écart des organes essentiels de l'abdomen et des gros vaisseaux en particulier.

Mes dissections ont porté sur des sujets adultes à tissu cellulo-graisseux sous-cutané, de quantité moyenne. J'ai fait cette opération cinq fois, et je puis le dire, dès maintenant, quatre fois j'ai réussi à découvrir l'uretère sans grande difficulté. J'ai donc procédé de la façon suivante : on place le sujet dans une situation intermédiaire au décubitus dorsal et au décubitus latéral. On fait une incision verticale sur les téguments du flanc de 5 à 6 centimètres d'étendue et à un travers de doigt de la onzième côte. Cette incision se prolonge jusqu'à 1 centimètre de la crête iliaque.

Après avoir ainsi incisé la peau, le tissu cellulaire et les fibres musculaires de la région, on arrive sur un tissu plus ou moins graisseux qu'on reconnaît être le tissu sous-péritonéal. Deux écarteurs profondément placés écartent tous ces tissus. On introduit alors l'index au fond de la plaie, on décolle progressivement le péritoine et on arrive à sentir le muscle psoas et les apophyses transverses sous-jacentes des vertèbres ; en se guidant ainsi toujours par l'index on dirige du côté des corps vertébraux ; une fois ces corps reconnus on se reporte un peu en dehors sur une étendue de deux travers de doigt environ et paralèllement à la colonne vertébrale et on sent ainsi un cordon aplati. Il peut arriver, néanmoins, que pendant qu'on effectue le décollement du péritoine, la séreuse emporte avec elle l'uretère, ce qui complique la recherche, mais en tâtonnant un peu on finit presque toujours à retrouver ce conduit et à le décoller du péritoine avec lequel il est faiblement uni à lui.

Si l'incision cutanée est petite et gêne la recherche du canal excréteur de l'urine, par son étroitesse, on n'aura qu'à la prolonger au delà de la crête iliaque, comme l'a fait M. Le Dentu.

Dans mes dissections, je n'ai eu qu'une seule fois l'occasion de prolonger cette incision.

Cela fait, on attire au dehors l'uretère, on passe une ligature, au catgut, le plus bas possible, et le fragment rénal est maintenu au dehors au moyen d'une pince à forcipressure. Il ne reste plus qu'à faire la suture de la plaie. On introduit alors une sonde n° 14 ou 15 (filière Charrière), puis on enlève la sonde et on suture la paroi de l'uretère à l'angle inférieur de la plaie par quatre points au crin de Florence, comme l'a fait M. Le Dentu, ou au fils de soie, suivant la conduite de M. Pozzi. La suture se fera au moyen d'une aiguille fine, et on intéressera, sans danger aucun, toute la paroi du conduit.

Nous avons dit plus haut qu'on doit faire la ligature du bout vésical de l'uretère, et nous insistons encore, car dans certains cas de néphrectomie où cette ligature a été négligée, l'urine de la vessie, malgré l'assertion des physiologistes qui admettent le contraire, refluait par ce bout. On comprend alors tout le danger qu'il y aurait dans ce cas.

Cette digression étant faite, on doit après la suture de l'uretère à la peau, introduire comme tout à l'heure, une sonde n° 13 ou 14, qui doit rester en place pendant un certain temps après l'opération. Il est d'importance capitale de s'assurer du bon fonctionnement de la sonde et de l'écoulement normal de l'urine, car des accidents graves peuvent en résulter dans le cas contraire.

Simzine, de Moscou [1], a observé, en effet, chez un garçon de douze ans atteint d'exstrophie vésicale, qu'une sonde ne permettant qu'un écoulement irrégulier de l'urine, produisait des douleurs rénales dues à la pression, en amont, par l'accumulation de l'urine. La contre-épreuve consistait soit à retirer la sonde, soit à placer dans l'uretère une sonde d'un calibre permettant la libre émission de l'urine. Nous-même avons observé certains accidents, chez notre chien à qui nous avons introduit une sonde trop volumineuse. Le lendemain de l'expérience nous remarquons un œdème des parois de l'uretère et l'excrétion peu considérable de l'urine. Nous plaçons alors une sonde d'un calibre inférieur à celui de la première et l'écoulement alors reparaît et se fait régulièrement.

La sonde qu'on introduit dans l'uretère aussitôt après l'opération ne peut être que temporaire; elle ne sert que pendant les premiers jours qui

[1] *Mercredi médical*, mars 1891.

suivent l'intervention ; une fois la cicatrisation de la plaie faite et le pansement enlevé, l'urine peut être reçue directement dans un appareil approprié.

Ces appareils ou urinaux, comme on les appelle communément, peuvent être de diverses sortes. Leur forme varie selon les exigences du malade. Mais la condition nécessaire et indispensable, c'est qu'ils s'appliquent exactement au pourtour de l'orifice cutané de l'uretère, et surtout, chose importante à noter, qu'ils soient construits de telle sorte qu'ils puissent être minutieusement et facilement désinfectés par les substances antiseptiqnes, et incapables d'être attaqués par ces substances. Ce dernier point mérite une grande surveillance, car il importe, avant tout, de veiller à l'infection de l'uretère et par conséquent du rein ; la porte est tout ouverte, en effet, pour la pénétration des micro-organismes.

Nous n'avons pas à parler de ces appareils, mais nous dirons seulement que celui qui a été construit d'après les conseils de M. Le Dentu, présente tous les avantages que nous signalions plus haut ; la description de cet appareil est fort bien exposée dans l'ouvrage cité, et nous y renvoyons le lecteur (*loc. cit.*, p. 810).

Lilienfeld, d'autre part, a présenté un appareil
pour fistules du rein, à la Société de médecine
berlinoise, dans sa séance du 17 mars 1886,
appareil qui, nous croyons, pourrait être utilisé
pour le méat uretéral artificiel. Il se compose
d'un tube à drainage muni de trous très petits,
de façon à empêcher l'introduction de corps
étrangers. Ce tube est relié par une vis à un
autre tube en caoutchouc durci; dans ce dernier
il existe une soupape qui permet à l'urine de
s'écouler sans qu'une seule goutte puisse refluer.
A l'aide d'un robinet qui se trouve à l'extrémité
libre du deuxième tube, on peut évacuer l'urine
à volonté.

RÉSULTATS CLINIQUES ET EXPÉRIMENTAUX

Voyons d'abord les données cliniques de cette
opération.

La greffe uretéro-cutanée étant plutôt une opération palliative, examinons de près ce qu'elle
peut donner au point de vue clinique.

Dans le cas de cancer de la vessie, par exemple,
cette greffe peut être utile parce qu'elle permet
une survie suffisante avant que la généralisation
cancéreuse ne vienne emporter le malade. Il est

en effet certain que l'anurie par obstruction uretérale qui peut en résulter lorsque les lésions avoisinant l'ouverture vésicale de l'uretère, cette anurie, dis-je, et la mort qui doit la suivre, peut être évitée par l'établissement d'une voie détournée de l'urine. C'est donc une ressource immense que la chirurgie moderne possède, et c'est en cela que la fistulisation uretérale présente des avantages considérables.

D'autre part, la supériorité de cette greffe sur les précédentes, que nous venons d'étudier, est qu'elle peut être exécutée sur une petite portion du conduit vecteur de l'urine, et qu'ainsi elle présente l'avantage de pouvoir être appliquée dans le cas de blessure du tiers supérieur de l'uretère, lors même qu'il ne reste, par suite du traumatisme qu'un petit tronçon de ce canal.

Mais dans ce dernier cas il importe de bien observer certaines règles, car sans elles on peut commettre des erreurs grossières. Nous faisons allusion ici à la direction qu'on peut donner à l'uretère qu'on se propose de greffer.

Il est, en effet, de toute nécessité d'observer certaines règles pour la bonne exécution de la courbure que l'uretère doit avoir par rapport au rein, et c'est pour cette raison que la greffe de l'uretère à la peau du flanc ou des lombes est de

beaucoup supérieure à celle de la paroi antérieure de l'abdomen dont l'angle que fait l'uretère avec le rein serait défectueux. Ce qui arriva
d'ailleurs dans l'observation de Kufferath où la
greffe eut lieu à mi-chemin de l'ombilic au pubis
Dans ce cas, en effet, le trajet paraissait se re-
courber, car la sonde s'y arrêtait et il était impossible de la faire pénétrer plus loin. On comprend donc les effets funestes que cette courbure
peut avoir sur le parenchyme rénal par la rétention d'urine qui pourrait en résulter.

Par suite de l'avantage de la propreté qu'on
peut en obtenir, le méat uretéral artificiel met
à l'abri de l'infection du rein et de ses annexes;
et par ce dernier point elle offre même une
supériorité incontestable sur la greffe uretéro-
intestinale. Pour toutes ces raisons donc, la
greffe uretéro-cutanée reste malgré l'infirmité
qu'elle procure au malade, une bonne opération.

Telles sont les quelques particularités que
nous offre la clinique.

Au point de vue expérimental, je disais déjà
en 1892, qu'il « est légitime de croire *à priori*
que la greffe de l'uretère à la peau de la paroi
abdominale est toujours réalisable ».

Cela est en effet, mais on doit également
savoir que les opinions diffèrent sur ce sujet. Il

paraîtrait que M. le professeur Dastre a entrepris ces sortes d'expériences, mais sans aucun résultat. Nous disons : *il paraîtrait* car les expériences du professeur de la Sorbonne n'ont jamais été publiées dans aucun recueil périodique ; on ignore pourquoi, mais tout ce qu'on sait c'est que ces expériences ont donné de très mauvais résultats entre les mains de M. Dastre (Tuffier).

Enfin, ces expériences sont-elles de nature à nous démontrer la légitimité de ce genre de recherches ? Peut-on, en d'autres termes, conclure que l'opération du méat uretéral cutané étant possible chez quelques animaux est par cela même possible chez l'homme ? Notre réponse sera affirmative : si parfois il est hasardeux de vouloir conclure de l'animal à l'homme, de l'expérimentation à la clinique, ici, cependant, ce n'est pas le cas. On peut affirmer, croyons-nous, que si l'opération de la greffe uretéro-cutanée donne des résultats satisfaisants chez le chien, ces résultats seront non moins excellents chez l'homme, car les conditions où on se place seront meilleures chez ce dernier et les chances d'infection du rein moindres, sinon complètement nulles.

CHAPITRE IV

GREFFE URETÉRO URÉTHRALE

La greffe uretéro-uréthrale est, comme son nom l'indique, l'abouchement de l'uretère dans l'urèthre.

Ce sont des greffes bien moins importantes que celles que nous venons d'étudier, et qui n'ont été que rarement mises en application.

Appelée encore uretéro-pénienne, cette greffe doit plutôt prendre la dénomination d'uretéro-uréthrale, car elle explique mieux ce qu'on se propose de faire. Elle consiste donc à transplanter les uretères à la base du pénis, après extirpation de la vessie, ou mieux à greffer ces conduits à la muqueuse uréthrale en deçà du col vésical.

Ce qui revient à dire que par ce procédé on se propose de donner, ou plutôt de conserver le sphincter uréthral qui permet au malade de retenir ses urines.

Ainsi dénommée, la greffe, dont nous nous occupons, présente certains points qu'il nous reste à signaler.

La littérature médicale est peu riche en documents, en ce qui concerne la greffe urétéro-uréthrale, et cela s'explique aisément, car d'une part le procédé opératoire mis en usage est d'une difficulté extrême; et d'autre part les indications des greffes précédentes sont, au fur et à mesure, de plus en plus nombreuses.

Nous ne connaissons en effet qu'une seule observation relative à ce mode opératoire. Elle appartient à Sonnenburg qui, par un procédé spécial, eût un succès opératoire.

Ce cas est relatif à un jeune garçon atteint d'exstrophie et à qui, après extirpation de la vessie, Sonnenburg a pratiqué la greffe urétéro-pénienne. Mais de l'avis même de cet auteur, c'est là une méthode difficile à mettre en pratique.

Ce cas isolé de l'auteur que nous venons de citer, resta pendant longtemps sous silence, lorsqu'en Italie on institua des expériences sur les animaux, pour mieux établir les difficultés que présente cette opération [1].

[1] M. Lindsen (de Berlin), chez un individu affecté d'un carcinome de la vessie, fait, après extirpation de la tumeur, l'implantation de l'uretère dans l'uréthre. L'opéré succomba à l'urémie, et à l'autopsie on constatait que l'uretère implanté n'avait pas

Schwartz en effet entreprend à la clinique chirurgicale de Padoue dirigée par le professeur Bassini [1], des expériences sur les chiens, à l'effet de démontrer que la greffe uretéro-uréthrale est possible, et qui plus est, un réservoir urinaire peut se former par suite de la suture de l'uretère à l'urèthre.

L'auteur italien rappelle que l'idée de cette greffe est due à Gluck et Zeller, et remonte à l'année 1881. Mais ces auteurs ne l'avaient jamais expérimentée sur les animaux.

Schwartz relate donc ainsi ses expériences qui sont au nombre de cinq :

Sur une chienne de grande taille après narcose au chlorhydrate de morphine, il fait la laparotomie. Une incision de 8 à 10 centimètres de long permet l'isolement de la vessie et la recherche des uretères ; ceux-ci sont incisés à 2 ou 3 centimètres de la vessie. On fait l'extirpation de cet organe par une incision autour du col et une pince de Kocher est placée sur l'urèthre profond. Alors par voie rétrograde, une sonde est introduite dans l'urèthre, condition essen-

fonctionné ; en outre, le rein correspondant était le siège d'un carcinome évidemment primitif. (24e *Congrès de Soc. Allen. Chirurgie*, tenu à Berlin du 17 au 20 avril 1895.)

[1] *Rif. med.*, 1896.

tielle pour la réunion par première intention.

Une incision de 4 millimètres est faite sur la muqueuse uréthrale, à 7 ou 8 millimètres de l'extrémité vésicale de l'urèthre, et la lèvre de l'incision uretérale est appliquée à l'incision uréthrale. La suture est faite au moyen de 4 à 5 fils de soie stérilisée, puis on fait une deuxième suture à la Lembert. Enfin, pour terminer l'expérience la paroi abdominale est fermée et une sonde est laissée à demeure.

Le premier animal présenta d'abord de l'incontinence d'urine qui au bout de deux mois et demi cessa complètement.

La chienne sacrifiée trois mois et demi après l'expérience montre à l'autopsie, à la place de la vessie, un organe piriforme venant affleurer à la symphyse pubienne. A la convexité de cet organe se voyaient les uretères ne présentant aucune altération, ainsi que le rein complètement normal.

La nouvelle vessie pouvait contenir jusqu'à 16 centimètres cubes d'urine. L'urèthre mesurait 3 centimètres de largeur. Les orifices uretéraux étaient normaux.

Dans une deuxième expérience la sonde à demeure fut retirée accidentellement et l'incontinence d'urine survint. Cinq mois après l'animal mourait avec de l'hydronéphrose, et l'autopsie faisait voir un rétrécissement de l'orifice vésical de l'uretère droit.

Dans une troisième expérience, l'incontinence d'urine alla en s'atténuant de plus en plus et l'animal sacrifié au bout de cinq mois ne montrait à l'autopsie aucune lésion, c'est-à-dire ni hydronéphrose, ni rétrécissement urétéral.

La quatrième expérience eut un plein succès. Ici en effet, quoique la sonde eût échappé, l'incontinence disparut, et en sacrifiant l'animal on ne trouva aucune lésion.

Dans une dernière expérience la sonde à demeure resta huit jours en place; il y eut d'abord incontinence, puis l'animal put garder ses urines, évaluées jusqu'à 30 centimètres cubes, de une heure à une heure et demie. Après sacrifice de l'animal on a trouvé de l'hydronéphrose et un petit calcul du volume d'une noix dans la vessie.

Telles sont les cinq expériences de l'auteur italien. Toutes ont été exécutées par le même procédé qui a été décrit dans la première.

En résumé donc, et pour conclure, Schwartz dans cinq expériences, obtint deux hydronéphroses par sténose urétérale. Mais en ce qui concerne cette dernière lésion, tout au moins, il a soin de dire que cette opération pourra, par la suite, donner une bonne proportion de succès.

Schwartz, en terminant son travail, pose les conclusions suivantes : 1° possibilité de la greffe des uretères dans l'urèthre ; 2° formation d'un nouvel organe aux dépens de l'urèthre ; et 3° viabilité possible des uretères ainsi abouchés. En ce qui regarde le premier point, l'opérateur fait remarquer, avec raison, que sur cinq expériences aucune n'a fait défaut ; et ceci est dû, ajoute Schwartz, aux règles minutieuses de l'antisepsie d'une part, à la minime suppuration, à la bonne suture des uretères à l'urèthre et à la sonde à demeure d'autre part.

On voit donc que ce mode de greffe est possible et permet d'entrevoir certaines espérances. Une véritable vessie se forme au dépens de l'urèthre. L'hypertrophie des parois de la nouvelle vessie par multiplication des fibre musculaires et accroissement de la muqueuse empêche l'incontinence d'urine.

De tout ce qui précède donc, on voit que cette opération, lorsqu'elle pourra être appliquée à l'homme, devra être indiquée dans des cas où on est obligé d'enlever la vessie dans le cancer vésical par exemple, ou pour traiter une exstrophie vésicale. Bien entendu cette opération ne sera tentée que lorsque toutes les ressources de l'art seront épuisées, et surtout lorsque les indications d'une tout autre greffe uretérale seront écartées.

Tels sont les quelques documents qu'on possède sur la question; ils sont peu nombreux, comme on le voit, car, on le conçoit, l'exécution d'une telle opération présente de grandes difficultés et peut en décourager l'entreprise, et comme le dit Clado (p. 602) : « il est possible d'amener les deux conduits uretéraux jusqu'à l'urèthre, mais leur suture en ce point est difficilement praticable, tout au moins en tant que suture circonférentielle. »

De cette greffe nous rapprocherons celle qui a été tentée chez de jeunes filles au niveau des petites lèvres.

Cette opération ne comporte qu'un petit nombre de cas, et présente peu d'intérêt chirurgical. Elle a été exécutée par Sonnenburg et Van Iterson, qui tous deux avaient pour but de remédier à une exstrophie vésicale.

Dans le cas de Sonnenburg il s'agissait d'une fillette de dix ans, à qui cet auteur fit la suture des uretères en dedans des petites lèvres, près du méat. Pour cela, après avoir fait l'extirpation de la vessie, Sonnenburg réséqua les uretères et les sutura à la muqueuse vulvaire. La malade survécut un certain temps, mais tout en ayant de l'incontinence d'urine.

Von Iterson de son côté entreprend la même opération et obtient des résultats identiques.

Ce sont les deux cas que nous connaissons. Il ne paraît pas y avoir d'autres observations dans la science et cela se conçoit aisément, car cette greffe ne peut avoir, tant par les difficultés opératoires, que par l'infirmité dégoûtante qu'elle laisse après elle, un avenir brillant.

Cette greffe nous amène à dire quelques mots de la greffe urétéro-vaginale.

CHAPITRE V

GREFFE URÉTÉRO-VAGINALE

L'opération que nous devons décrire maintenant consiste à se servir du vagin comme faisant fonction de nouvelle vessie et d'y insérer les uretères. Telle est la greffe urétéro-vaginale. Comme on le voit, il ne s'agit pas ici d'un simple abouchement des uretères dans la voie vaginale, comme dans le cas d'une fistule urétéro-vaginale, mais bien au contraire, comme je viens de le dire, une véritable opération qui, on le verra par la suite, comporte un certain nombre de manœuvres nouvelles, démontrant la possibilité qu'il y a de créer une vessie artificielle aux dépens des parois vaginales.

Il existe très peu de cas de cette greffe.

Le seul auteur qui exécuta cette opération chez l'homme fut Pawlick, qui, en 1889, entreprit la greffe urétéro-vaginale et eut un plein succès.

Nous ne connaissons pas d'autres tentatives de

ce genre, mais nous sommes fermement convaincu que l'opération de Pawlick trouvera des partisans nombreux, car elle remplit beaucoup des *desiderata* dans des circonstances où d'autres opérations de ce genre font défaut.

Le cas de Pawlick[1] se rapporte à une femme de cinquante-six ans, qui depuis deux ans souffrait d'hématuries et chez laquelle on diagnostiqua un épithélioma de la vessie. L'auteur se proposa d'extirper la vessie, et de créer un réservoir artificiel sur lequel viendraient se greffer les uretères.

Il fit cette opération en deux temps :

Dans le premier temps, il crée une double fistule urétéro-vaginale. Avec un spéculum de Simon on introduit par l'urèthre une sonde métallique qui aboutit dans l'uretère; en se guidant alors sur la sonde, on incise la paroi antérieure du vagin par laquelle on attire l'uretère ligaturé avec un fil de soie. Puis on incise longitudinalement l'uretère dans l'étendue d'un centimètre environ et la partie supérieure de cette incision est suturée à l'extrémité supérieure de la plaie vaginale ; on retire alors la sonde, et les fils déjà placés qui n'avaient été noués que très

---

[1] *Pawlick*. Congrès intern. Berlin, 1890. Section de Gynécologie.

lâchement sont mieux assujettis. On sectionne ensuite l'uretère au-dessous, et le reste de la suture est soigneusement pratiqué, pour réunir la muqueuse urétérale à la muqueuse vaginale.

On procède de la même manière sur l'autre uretère ; on introduit des sondes en gomme dans les deux conduits, et le liquide déversé par les cathéters est recueilli dans un récipient. Quelques jours après, les sondes urétérales sont retirées et on procède au deuxième temps de l'opération.

Dans ce second temps qui est le véritable point de l'opération de la greffe, on pratique l'extirpation de la vessie, et on se met en devoir de créer le nouveau réservoir. Pour ce faire, on sectionne la partie profonde de l'urèthre après avoir préalablement pratiqué une incision sur le vagin immédiatement au-dessus de ce dernier canal. On place ensuite dans les uretères des sondes élastiques qui sortent par l'urèthre. On procède alors aux sutures de la façon suivante : la *paroi antérieure du vagin* est suturée à la *paroi antérieure de l'urèthre*, et la paroi postérieure est réunie à la portion correspondante du canal. De cette manière le vagin, qui depuis trois semaines déjà était en communication avec les uretères, se trouvait maintenant en continuité directe avec l'urèthre, et remplaçait la vessie dans son rôle de réservoir des urines.

Telle est, dans ses grands traits, l'opération de Pawlick. Voyons maintenant les résultats que cette greffe urotéro-vaginale a donnés.

Lorsque la malade a été présentée au Congrès de Berlin de 1890, un an après l'opération, Albarran examina la patiente et nota les particularités suivantes : lorsque celle-ci était couchée, elle ne perdait plus ses urines; mais la femme debout, quelques gouttes d'urine coulaient par suite d'une fistulette vaginale.

Le résultat opératoire est pourtant remarquable d'après Albarran, car *deux ans et demi* après l'opération, Pawlick écrivait à ce dernier que sa malade était en très bonne santé, la fistule vaginale étant fermée. L'incontinence d'urine avait complètement cessé, et on était au contraire obligé de sonder la vessie pour évacuer l'urine.

Quel est donc l'avenir de l'opération de Pawlick? Est-elle de nature à nous faire espérer certains horizons? La réponse ne peut être donnée aujourd'hui; mais étant donné le cas de l'auteur allemand, il nous semble que la greffe urotéro-vaginale comprise ainsi, est une bonne opération et mériterait à être exécutée dans des conditions semblables ; il nous semble surtout que ses indications ne tarderont pas à être posées au fur et à mesure que les manœuvres opératoires seront devenues plus faciles.

CHAPITRE VI

GREFFE DE L'URETÈRE AU BASSINET
URETÉROPYÉLONÉOSTOMIE

La greffe dont nous devons nous occuper maintenant ne compte qu'un petit nombre d'observations. C'est un mode de greffe urétérale qui a été tout récemment érigé en méthode et qui peut rendre, dans certaines circonstances de signalés services.

Appelée encore *urétéropyélonéostomie*, nom qui lui a été donné par Bazy, en France, cette greffe consiste à l'abouchement de l'uretère dans une partie quelconque du bassinet.

L'urétéropyélonéostomie a été étudiée par Bazy. Bien avant lui d'autres chirurgiens tels que Kuster, Cramer, Helferich, etc., ont déjà pratiqué cette greffe. Mais de tous ces auteurs Bazy, le premier, fera nettement les indications et contre-indications de cette nouvelle opération.

Dans la séance du 20 octobre 1896 de l'Académie ne médecine de Paris, Bazy lit son travail sur l'uretéropyélonéostomie ; le 30 mars 1897 il est l'objet d'un rapport favorable de la part de Monod.

Quoique nouvelle et ne comptant que quelques observations, la greffe dont nous faisons allusion présente un certain nombre d'indications opératoires qui méritent de nous y arrêter.

Les principales d'entre elles sont, sans contredit, les malformations congénitales de l'uretère, c'est-à-dire l'insertion vicieuse de ce conduit dans le bassinet. Cette dernière cavité n'étant en somme qu'un évasement, en quelque sorte, de l'uretère, il est de toute nécessité que cet évasement soit en bonne position pour le courant continuel de l'urine. En d'autres termes, il faut que la déclivité de l'uretère et par conséquent son insertion sur le bassinet soit dans la direction même de ce courant ; sinon des désordres graves peuvent en résulter, comme dans le cas de formation d'un cul-de-sac, par exemple.

Les rétrécissements de l'uretère peuvent être une source d'indication de cette opération.

Un rétrécissement siégeant à l'embouchure de ce conduit dans le bassinet est le cas qui peut se présenter.

L'hydronéphrose fermée ou définitive, en particulier, est une indication à l'uretéropyélonéostomie. Il en est de même d'une obstruction de cette embouchure par un calcul où l'uretérotomie serait indiquée et par conséquent la réimplantation consécutive de l'uretère dans le bassinet.

Telles sont les quelques indications opératoires de cette greffe tirées de l'état du rein, du bassinet et de l'uretère.

Voyons maintenant le manuel opératoire, de l'uretéropyélonéostomie, ce qui revient à décrire celui qui a été adopté par Bazy.

Dans le cas de cet auteur il s'agissait d'une hydronéphrose par coudure de l'uretère et par suite l'oblitération de ce conduit.

La voie que suivit Bazy fut la suivante : laparotomie médiane de 10 centimètres environ pour aborder la face antérieure de la poche. Dans un premier temps l'hydronéphrose contenant un litre de liquide hématique, fut ponctionnée, évacuée et largement ouverte. L'uretère fut cherché, son orifice fut trouvé inséré à la partie moyenne et sur la paroi interne de la poche. Cet orifice n'était pas plus large que l'uretère qui venait s'insérer sur le bassinet à la façon d'un tube qu'on aurait soudé à un ballon. Parti de là, l'uretère, d'un volume égal dans toute son étendue, se dirigeait en bas, accolé contre la paroi postérieure de l'abdomen.

Ainsi fait, dans le deuxième temps, le chirurgien sectionne l'uretère pour le raccourcir, s'il y a lieu, et incise en même temps la paroi du bassinet à l'endroit où doit être inséré l'uretère.

Le troisième temps de l'opération consiste à suturer l'uretère à la fente du bassinet. Pour ce faire, on fend l'uretère sur une étendue d'un centimètre environ et on le suture à la fente du bassinet au moyen de quelques fils de soie fine. Il ne reste qu'à placer dans l'uretère une sonde n° 11 à 12, comme l'a fait Bazy, et l'introduire jusqu'à une profondeur de 10 centimètres environ. L'opération est ainsi terminée. Dans le cas de l'auteur que nous venons de citer, la sonde urétérale a été maintenue en place pendant quelques jours, puis retirée ; le nouvel abouchement fonctionna normalement.

Deux raisons font croire à Bazy que le résultat sera maintenu :

1° L'uretère a toujours fonctionné d'une manière régulière, depuis le jour qu'il a commencé ;

2° S'il n'eût pas bien fonctionné, le bassinet se serait rapidement dilaté comme il l'a fait dans les jours qui ont précédé l'opération et on aurait alors perçu la tumeur.

Telle est l'opération de Bazy[1]. La voie que suivit cet auteur pour l'urétéropyélonéostomie fut la voie transpéritonéale.

Tout récemment Delbet[2] pratique l'urétéropyélonéostomie pour un cas de rétrécissement de l'uretère, siégeant à 4 centimètres au-dessous du bassinet.

Une opération ayant été donc décidée, la tumeur fut mise à nu et ouverte au moyen d'une incision pratiquée au niveau de la région lombaire. Il s'écoula de la poche un peu de liquide roussâtre sans odeur : elle ne contenait pas de calcul. La recherche de l'uretère fut très laborieuse : ce conduit qui s'insérait sur la paroi postérieure de la poche, fut disséqué dans une assez grande étendue, ce qui permit de constater qu'il était le siège d'un rétrécissement très serré. On le fendit depuis son orifice, dans le bassinet, jusqu'au-dessous du rétrécissement, et on introduisit une sonde en gomme au-dessous de ce rétrécissement, en la faisant cheminer de haut en bas, ce qui prouva que le reste de l'uretère était perméable. On pratiqua alors une urétéropyélostomie qui transforma

---

[1] Bazy a publié dix cas d'urétéropyélonéostomie, dont deux personnels.

[2] Delbet. *Bull. Acad. Méd.*, 27 décembre 1898.

l'orifice pyélo-uretéral en une fente de 1 centimètre.

Les suites opératoires furent des plus simples,
et la guérison eut lieu par première intention.
La sécrétion urinaire se rétablit rapidement.

Un autre procédé a été employé par Kuster [1]
qui, lui, suivit la voie extrapéritonéale. Dans le
cas de ce dernier auteur, il s'agissait de plusieurs rétrécissements de l'uretère siégeant au
niveau du tiers supérieur de ce conduit.

L'indication était donc formelle ici et on ne
pouvait entreprendre une autre opération que
celle qui a été exécutée par l'auteur allemand.

Voici donc en quelques mots le procédé de
Kuster. On fait une incision analogue à celle de
la ligature de l'artère iliaque primitive. Après
être arrivé sur le bassinet, on reconnaît l'uretère.
Dans le cas de Kuster, ce conduit a été réséqué
et abouché en *entonnoir* dans le bassinet. La
suture fut faite au catgut. Le malade ne tarda
pas à évacuer par l'urèthre 250 grammes d'urine
sanglante. Quatre mois après, l'évacuation des
urines était normale, et le malade rétabli d'une
petite fistule rénale qui avait persisté jusque-là.

[1] *Bull. méd.*, 1892, p. 1022.

Donc, dans ce cas encore, le succès a été complet et le nouvel abouchement a fonctionné d'une manière parfaite.

Telles sont les quelques notions que nous possédons sur cette nouvelle opération.

Par la lecture de ces observations on doit conclure que l'urétéropyélonéostomie est une bonne opération et qu'elle offre une supériorité incontestable sur d'autres opérations de ce genre ; nous voulons parler ici de la suture de l'uretère qui, elle, est une mauvaise opération et qui n'a pas donné les résultats qu'on devait en attendre. Et cela est facile à comprendre si on se rappelle le petit calibre de l'uretère d'une part et la faible épaisseur des parois du conduit vecteur de l'urine, d'autre part, deux causes qui sont, on le conçoit, des obstacles sérieux à l'exécution d'une bonne suture urétérale.

Pour toutes ces raisons donc, il nous reste à entreprendre dans les cas qui intéressent le tiers supérieur, la nouvelle opération que nous venons d'étudier et qui, pratiquée dans des circonstances favorables permet d'espérer un avenir brillant.

CHAPITRE VII

GREFFES URÉTÉRALES CONGÉNITALES

A côté des greffes opératoires de l'uretère, que nous venons de passer en revue, il faut placer quelques cas d'anomalie d'embouchure des uretères, constituant des greffes urétérales d'origine congénitale.

C'est donc l'étude de ces malformations que nous devons entreprendre maintenant pour mieux démontrer ce fait, à savoir : la compatibilité de la vie malgré ces vices congénitaux de l'uretère, malgré surtout la déviation qu'il peut y avoir, du cours normal des urines.

C'est surtout dans les ouvrages de Jean-Louis Petit, de Lebert[1], d'Isidore Geoffroy Saint-Hilaire, de Chopart, de Richardson, etc., qu'on en trouve des exemples et que nous puiserons les éléments nécessaires à ce chapitre.

[1] LEBERT. T. II, p. 362.

J.-L. Petit [1] mentionne dans ses *OEuvres chirurgicales* deux cas d'absence de l'urèthre chez des petites filles, qui rendaient involontairement leurs urines par le vagin; dans un de ces cas l'orifice par où s'écoulait l'urine admettait même le petit doigt.

Mais il est impossible de dire si dans ces cas il s'agissait bien d'un véritable méat urétéral ou d'une fistule vésico-vaginale.

Chopart cite de son côté un cas d'abouchement de l'uretère dans le vagin.

Klein, Schröder, Bousquet (*Journ. méd.*, t. VI, p. 128), I. Geoffroy Saint-Hilaire (*Ann. Sc. nat.*, t. IV,) en ont également mentionné.

A côté de ces abouchements *directs* de l'uretère dans le vagin, nous devons rapprocher les abouchements uretéro-vaginaux dits *indirects*, ceux auxquels il y a interposition, entre le vagin et l'uretère, d'une poche kystique dans laquelle se déverse l'urine avant d'être expulsée au dehors.

Dans le vingt-quatrième congrès de la Société allemande de chirurgie, tenu à Berlin du 17 au 20 avril 1895, Wölfler cite le cas d'une fillette de douze ans qui fut admise à la clinique pour une

[1] J.-L. Petit. *OEuvres*, t. III, p. 122.

incontinence d'urine dont elle souffrait depuis son bas âge. L'examen de la jeune malade permit de constater que, en dehors des mictions assez fréquentes, mais absolument normales, elle perdait constamment de l'urine, malgré ses efforts pour la retenir. L'inspection de l'appareil génito-urinaire montrait, entre l'origine de l'urèthre et le vagin, une ouverture très étroite à travers laquelle on voyait continuellement sourdre de l'urine, même après l'évacuation complète de la vessie par l'urèthre normal. Il fut facile de se rendre compte par l'injection de liquides colorés que les deux orifices correspondaient à deux cavités indépendantes l'une de l'autre. L'exploration digitale, pratiquée après dilatation préalable des deux méats, confirma ce résultat et démontra qu'il s'agissait d'une vessie antérieure plus grande et d'une cavité postérieure moins spacieuse, tapissée, comme la première, d'une muqueuse lisse. La première opinion de M. Völfler fut qu'il se trouvait en présence de deux vessies munies chacune d'un urèthre et dont la plus petite manquait de sphincter. M. Wölfler établit une communication entre les deux vessies en se servant d'un compresseur analogue à l'entérotome de Dupuytren. Le second temps de l'opération, qui devait consister dans l'oblitération de l'urèthre surnuméraire, ne put pas être exécuté à cause d'une déchirure unissant ce canal avec l'uréthre normal. Le résultat de l'intervention fut néanmoins assez satisfaisant. Comme l'incontinence nocturne due à la faiblesse du sphincter uréthral persistait encore plusieurs mois plus tard, M. Wölfler pratiqua la torsion de l'urèthre d'après la méthode de Gersuny. Cette dernière opération ramena les fonctions urinaires de la malade à l'état à peu près normal.

Quelle était donc l'interprétation de ce fait. S'agissait-il d'une vessie double ou bien d'un uretère kystique avec insertion vaginale ?

Dans tous les exemples de vessie double observés jusqu'à ce jour, il s'agissait d'une vessie droite et d'une vessie gauche, mais jamais d'une vessie antérieure et d'une vessie postérieure. En outre, il n'existait qu'un seul urèthre, muni d'un sphincter normal. Enfin, l'incontinence d'urine n'avait été observée dans aucun cas. Il est donc évident que l'observation de M. Wölfler ne rentrait pas dans la catégorie des vessies doubles. En revanche, le fait s'expliquait de lui-même si l'on admettait l'existence d'un uretère aberrant présentant un abouchement vulvaire et une forte dilatation au-dessus. Cette hypothèse rendait compte à la fois des symptômes éprouvés par la malade et du résultat de l'examen objectif.

M. Schwarz [1] a pu réunir près d'une centaine de cas d'anomalies des uretères. Il les classe en plusieurs catégories, séparant les uretères doubles à abouchement normal des uretères à abouchement anormal, se déversant soit dans l'appareil génito-urinaire, soit dans le rectum. Un petit groupe d'observations, enfin, comprend les cas d'uretère se terminant en cul-de-sac et s'insérant généralement dans la vessie.

Les faits d'abouchement anormal de l'uretère chez l'homme échappent le plus souvent au diagnostic et ne nécessitent pas d'intervention chirurgicale, tandis que, chez la femme, cette anomalie constitue un syndrome clinique très caractéristique, se distinguant par la coexistence d'une miction normale avec une incontinence constante. Un examen minutieux permettra toujours de trouver la source de cette incontinence, c'est-à-dire l'abouchement anormal d'un uretère situé soit dans l'urèthre, soit dans le vagin ou au niveau de la vulve.

L'abouchement anormal, en effet, peut s'opérer dans l'urèthre lui-même. Chez l'homme, c'est toujours dans la portion prostatique de l'urèthre

---

[1] SCHWARZ. *Beit. z. Klin. Chir.* et *Sem. méd.*, mars 1896

que vient alors s'ouvrir l'uretère ; en outre, il s'agit constamment dans ces cas d'un uretère supplémentaire ; de plus, il n'y a pas d'incontinence d'urine, celle-ci se déversant de la région prostatique dans la vessie. Chez la femme, par contre, l'abouchement anormal dans l'urèthre détermine parfois un écoulement involontaire de l'urine.

Ce sont les seules observations que nous connaissons de méat urétéro-vaginal. Cependant Lebert (2) signale aussi un cas analogue où l'uretère s'ouvrait dans le vagin, mais nous n'avons pas plus de renseignements sur ce cas si ce n'est que la vessie manquait.

Telles sont les seules observations d'abouchement anormal de l'uretère dans le conduit vaginal. Bien autrement intéressantes sont les malformations urétéro-intestinales.

Oberteufer [1] (cité par J. Geoffroy Saint-Hilaire, p. 500, t. I) a observé un cas d'abouchement urétéro-rectal. Ce cas reste encore sans commentaire, car l'auteur ne nous donne que très peu de renseignements là-dessus.

Chopart [2] mentionne une observation de Richardson d'ouverture de l'uretère dans le rec-

---

[1] Oberteufer. *Neues. Archiv, de Stark*, t. II.
[2] Chopart, p. 325 et suivantes.

tum. Dans cette observation il s'agissait d'un garçon qui mourut à l'âge de dix-sept ans, après avoir présenté pendant la vie une diarrhée continuelle non fétide, due au passage de l'urine dans le rectum. Chopart ajoute que chez ce jeune homme, il existait bien un urèthre, mais l'urine n'y passait jamais.

Ce sont donc des vices congénitaux qui existent bien et qui méritent d'être connus.

Dans les traités de tératologie on a cité aussi des cas d'abouchement direct de l'uretère dans l'urèthre, ce qui réalise l'état normal de beaucoup d'animaux.

Si nous poursuivons nos recherches bibliographiques, nous voyons mentionnés des vices congénitaux bien plus rares que les précédents, mais présentant un réel intérêt scientifique.

C'est ainsi que E. Geoffroy Saint-Hilaire dans son *Traité de tératologie* (t. I) cite d'après Littré un cas où l'un des uretères s'ouvrirait directement au dehors dans la région pubienne.

Il ne faut pas confondre ici le méat urétéral pubien avec l'extroversion vésicale, car on sait que dans ce cas, l'insertion des uretères quoique visible au dehors se fait au point normal. « L'insertion pubienne des uretères ou de l'un d'eux, est une anomalie très rare; j'ajouterai, dit Geoffroy Saint-Hilaire, que je ne connais aucun animal ni aucun âge du fœtus ou de l'embryon où l'on observe une disposition analogue. On ne peut donc la considérer en aucune manière, comme réalisant un des degrés inférieurs de l'organisation animale et par là peut s'expliquer sa grande rareté. Il est à remarquer d'ailleurs qu'elle ne s'est guère présentée que chez des sujets très imparfaitement conformés, et qui par conséquent s'étaient trouvés soumis à des causes énergiques de perturbation à l'une des premières époques de leur développement. » Ce sont donc là des malformations exceptionnelles, mais qui méritaient d'être citées.

Il ressort donc de ces quelques faits tératologiques de greffe de l'uretère dans les organes voisins un premier point indiscutable, à savoir, qu'il s'agit des perturbations de l'organisme dans la vie intra-utérine. Que ces perturbations soient la cause d'un processus pathologique de l'organisme fœtal ou qu'elles soient la source d'un de ces nombreux états encore ignorés des embryologistes, il ne ressort pas moins un enseignement d'une incontestable valeur, à savoir, que l'abouchement anormal du conduit vecteur de l'urine d'origine congénitale est *a priori* possible et amène nécessairement à cette conclusion non

moins intéressante, c'est que l'abouchement artificiel de l'uretère aux organes voisins est mani-
festement une heureuse acquisition de la chirurgie contemporaine des voies urinaires.

CHAPITRE VIII

LE REIN D'UN URETÈRE GREFFÉ

Une question d'une importance, capitale c'est, sans contredit, celle que nous allons entreprendre maintenant. Elle nous servira à passer en revue les divers points qui militent en faveur de la greffe urétrale, et qui vont nous démontrer la légitimité d'une telle opération.

Nous avons donc à examiner l'état du rein d'un uretère greffé sur une partie quelconque de l'abdomen, qu'il s'agisse de la greffe urétéro-cutanée, urétéro-vésicale ou urétéro-intestinale, etc., et, pour ce faire, prenons pour exemple un cas de greffe urétéro-cutanée et examinons les trois points suivants :

1° Légitimité de cette greffe démontrée par la survie chez des individus porteurs d'une fistule rénale ou mieux urétérale ;

2° Examen des urines d'un rein dont l'uretère a été greffé ;

3° Etat anatomique de ce rein.

Ces trois points vont nous fournir, croyons-nous, des données suffisantes pour pouvoir conclure à tout ce qui concerne la question qui nous occupe.

Tous les chirurgiens connaissent les faits nombreux d'une survie suffisamment prolongée dans le cas d'une fistule du rein ou mieux de l'uretère, avec la peau, l'intestin ou le vagin.

Dans ce qui concerne les fistules urétéro-cutanées, les exemples abondent où l'uretère est resté fistuleux pendant de longues années. Dans une observation du professeur Le Dentu[1], entre autres, il est dit qu'un malade a gardé une fistule de l'uretère, au niveau de la région inguinale, du mois de mars 1875 au mois d'avril 1881, c'est-à-dire plus de six ans. Dans la thèse de Brodeur[2], on n'en trouve pas moins des faits frappants de survie d'une fistule réno ou urétéro-cutanée. Nous ne voulons pas nous appesantir sur ce sujet et nous y renvoyons le lecteur pour plus amples renseignements.

La seconde question que nous nous sommes posée est non moins intéressante et mérite de nous y arrêter plus longuement.

Bérard étudia le premier en 1884, la quantité

[1] Le Dentu. *Arch. gén. méd.*, 1881, p. 611.
[2] Thèse. Paris, 1885.

et la qualité des urines émises par un trajet fistuleux du rein ou de l'uretère.

Examinons, tout d'abord, avant de parler des éléments nobles de l'urine, la quantité comparative de ce liquide fournie dans les diverses analyses.

Le cas publié par Le Fort[1], dans lequel il s'agissait de deux fistules lombaire et iliaque, d'un même uretère, est des plus instructifs. Dans une première série de jours, la somme de l'urine rendue un mois après l'établissement de ces fistules a été :

Le 1er jour	600 grammes.
Le 2e »	500 »
Le 3e »	500 »
Le 4e »	600 »
Le 5e »	650 »
Le 6e »	500 »

L'urine émise par l'urètre a varié entre 600 et 1.200 grammes.

Dans une deuxième série de jours, nous voyons ce qui suit :

	Urine de la vessie.	Urine de deux fistules.
1er jour	900 grammes.	500 grammes.
2e »	580 »	450 »
3e »	1,100 »	600 »
4e »	500 »	400 »
5e »	450 »	540 »

	Urine de la vessie.	Urine de deux fistules.
6ᵉ jour	500 grammes.	700 grammes.
7ᵉ »	650 »	650 »
8ᵉ »	590 »	500 »
9ᵉ »	550 »	500 »
10ᵉ »	700 »	450 »
11ᵉ »	500 »	750 »
12ᵉ »	280 »	900 »
13ᵉ »	900 »	600 »
14ᵉ »	700 »	500 »

On voit donc que les urines, dans ces 14 jours, se trouvaient des deux côtés, dans un rapport à peu près constant. Dans d'autres observations ayant également trait à la quantité d'urine excrétée par la voie normale et la voie anormale, ce rapport est resté sensiblement le même.

Ainsi, chez une malade de Lanelongue (de Bordeaux), citée par Biard[1] dans sa thèse inaugurale, où il s'agissait d'une fistule urétéro-vaginale, l'urine recueillie par les deux voies d'excrétion donnait les quantités suivantes :

SÉRIE DE DIX-SEPT JOURS

	Vessie.	Uretère.
1ᵉʳ jour	950 grammes.	750 grammes.
2ᵉ »	930 »	800 »
3ᵉ »	1,220 »	750 »

[1] Thèse Bordeaux, 1885, p. 23.

	Vessie.	Urètère.
4e jour	1,400 grammes.	1,000 grammes.
5e »	1,110 »	960 »
6e »	950 »	800 »
7e »	1,210 »	600 »
8e »	1,010 »	720 »
9e »	1,090 »	570 »
10e »	1,500 »	500 »
11e »	1,350 »	450 »
12e »	900 »	500 »
13e »	1,100 »	400 »
14e »	900 »	400 »
15e »	850 »	370 »
16e »	480 »	570 »
17e »	500 »	400 »

Dans ce tableau, le rapport des deux urines varie quelque peu, mais cette différence n'influait en rien à la secrétion urinaire.

Voici, d'autre part, la quantité d'urine rendue par le méat uretéral artificiel établi par M. Le Dentu[1] dans son observation :

1er jour (2e jour de la création du méat) . .	400 gr.
2e »	1,300 »
3e »	900 »
4e »	700 »
5e »	800 »
6e »	800 »

Ici le rein du côté opposé au méat ne fonc-

[1] *Loc. cit.*, p. 143.

tionnait pas à cause de l'obstruction permanente de l'uretère correspondant.

Nous rapporterons plus loin le cas de M. Pozzi qui est extrêmement instructif en ce qu'il concerne la quantité d'urine excrétée par la voie normale et la voie anormale.

Tel est le relevé de la quantité d'urine émise dans les vingt-quatre heures par les deux voies d'excrétion, que nous avons pu recueillir chez les divers auteurs.

Il nous reste à dire un mot des recherches entreprises chez les animaux, sur le même sujet. Les documents sont ici peu nombreux, car tous ceux qui, comme Strauss et Germont, Lépine et autres, ont expérimenté sur les uretères des animaux, n'ont pas eu soin de nous donner la quantité d'urine émise par la voie artificielle.

Dans l'expérience IV *bis* de M. Tuffier, où il s'agit d'une néphrectomie totale, la quantité de l'urine a varié, dans un espace de onze jours, entre 178 grammes et 460 grammes.

Nos chiffres, chez notre chien, à qui nous avons établi une greffe de l'uretère, s'écartent un peu de ceux de M. Tuffier. Par le rein, en effet, dont l'uretère était greffé à la peau, nous avons obtenu, une première fois, en recueillant l'urine goutte à goute, 22 centimètres cubes dans l'espace de quarante minutes, qui constituent environ 600 grammes en vingt-quatre heures. Dans une seconde fois nous avons recueilli 18 centimètres cubes ou 628 grammes par jour. Il faut remarquer que chez notre chien, l'autre rein était également intact, et probablement une même quantité était rendue par la voie normale.

Voyons maintenant les résultats des analyses des urines fournies par les deux émonctoires sur les éléments constitutifs du liquide d'excrétion, et le rapport qui existe entre la quantité de ces éléments.

Et d'abord disons un mot de la densité de ces urines.

Berard, que nous avons eu l'occasion de citer plus haut, a montré que les urines des trajets fistuleux urinaires (rein et uretère) étaient claires, transparentes et de *faible densité*. Depuis, on a fait voir que l'assertion de Berard n'était pas tout à fait exacte, en ce qui concerne la densité de l'urine. Cette « faible densité » que signalait Berard n'existait pas dans tous les cas, et au contraire, elle était égale à celle de l'urine émise par la voie normale. Nous insistons sur ce point, car la densité d'une urine, est, on le sait, chose importante ; elle indique, dans la majorité des cas, une teneur plus ou moins grande des urines en éléments fixes, qui sont les produits toxiques du liquide d'excrétion.

Nous empruntons à la thèse de Biard (p. 24) les deux analyses suivantes :

Urine de l'uretère.

1er jour . . . . . Densité : 1,001 (traces d'urée).
2e   »   . . . . . .   »   1,002 (3 gr. d'urée).

Urine de la vessie.

1er jour . . . . . Densité : 1,014 (12 gr. 40 d'urée).
2e   »   . . . . . .   »   1,008 (8 gr. d'urée).

Ici la différence de densité était due, très probablement, à la différence d'urée contenue dans les deux urines.

Dans le tableau dressé par M. Le Dentu, dans lequel figure l'analyse complète de l'urine émise par le méat uretéral artificiel, la densité de cette urine a varié pendant 8 jours, de 1010 et 1013, densité peu inférieure à la normale, toutes choses égales d'ailleurs.

Dans le cas de Pozzi, où les deux reins étaient sains, la densité de deux urines, dans cinq analyses, a été à peu près égale l'une à l'autre.

Les éléments nobles, si on peut ainsi dire, de l'urine, sont plus importants à connaître, et surtout leur rapport dans les deux voies d'excrétion. Nous ne pouvons mieux faire que reproduire les deux tableaux dus, le premier à M. le professeur Le Dentu, le second à M. Pozzi ; on verra, en effet, que l'excrétion de tous les produits solubles de l'urine rendue aussi bien par l'uretère que par l'uretère ou le rein fistuleux.

Voici le tableau des analyses des urines rendues par le méat uretéral artificiel
(Cas de M. Le Dentu.)

	23 JANVIER		24 JANVIER	25 JANVIER	26 JANVIER
	1re urine (sanguinolente)	2e urine (pure).	MERCREDI A JEUDI	JEUDI A VENDREDI	VENDREDI A SAMEDI
Eléments	»	»	»	»	»
Volume.	»	»	400 cm³ + perte.	1300 cm².	900 cm².
Couleur.	Jaune rougeâtre.	Jaune légèrement rosé.	Jaune paille.	Jaune ambré.	Jaune ambré assez accentué.
Aspect	Trouble.	A peu près transparent.	Transparent après repos.	A peu près transparent.	Un peu trouble.
Dépôt.	Rougeâtre assez abondant.	Floconneux jaunâtre peu abondant.	Blanchâtre peu abondant.	Blanchâtre et grenu assez abondant.	Blanc jaunâtre assez abondant.
Odeur.	Très peu accentuée.	Très peu accentuée.	A peu près nulle.	Peu accentuée; rien d'anormal.	A peu près normale.
Consistance	Fluide (mousse).	Fluide.	Fluide (mousse).	Fluide.	Fluide (mousse).
Réaction	Acide.	Acide.	Franchement acide.	Franchement acide.	Franchement acide.
Densité	1011	1010	1010	1011	1013

	PAR LITRE	PAR 24 heures (minimum).	PAR LITRE	PAR 24 heures.	PAR LITRE	PAR 24 heures.	PAR LITRE	PAR LITRE	VOLUME TOTAL
Matières organiques	22,20	15,54	20,90	16,72	21,20	16,96	19,20	14,80	0,666
Sels minéraux . . .	4,90	3,43	4,50	3,41	4,70	3,76	4,00	2,40	0,108
Total des substances fixes	27,10	18.97	25,20	20,16	25,90	20,72	23,20	17,20	0,774
Urée	17,50	12,25	16,25	13,00	18,00	12,80	14,75	10,00	0,45
Acide urique. . . .	0,650	0,455	0,538	0,432	0,436	0,369	0,911	»	»
— phosphorique	1,778	1,235	1,466	1,173	1,215	0,972	1,600	»	»
Chlorure de sodium.	2,60	1,82	3,00	2,40	2,70	2,16	3,20	1,50	0,067
Albumine	0,360	0,252	0,300	0,240	0,180	0,225	0,420	0,200	0.006
Glycose.	»	»	»	»	»	»	»	»	»
Pigments biliaires .	»	»	»	»	»	»	»	»	»
Examen microscopique	Acide urique abondant. Quelques leucocytes. Assez fréquents cylindres granuleux.		Acide urique assez abondant. Rares leucocytes. Cylindres muqueux et granuleux.		Acide urique assez abondant. Rares leucocytes. Cylindres muqueux et granuleux.		Un peu d'acide urique. Quelques leucocytes. Assez abondants cylindres granuleux.	Assez abondants cristaux de phosphate ammoniaco-magnésien. Rares fragments de cylindres granuleux. Rares cellules épithéliales de la vessie.	

Voici le tableau des analyses des urines rendues par le méat uretéral artificiel
(Cas de M. Le Dentu. — *Suite.*)

	28 JANVIER DIMANCHE AU LUNDI	29 JANVIER LUNDI AU MARDI	30 JANVIER MARDI AU MERCREDI	31 JANVIER MERCREDI A JEUDI	1er FÉVRIER JEUDI A VENDREDI
Éléments	»	»	»	»	Urine *provenant de la vessie.*
Volume	700 cm³ + perte.	800 cm³.	800 cm³.	Non indiqué.	45 cm³.
Couleur	Ambrée légère.	Jaune paille.	Jaune ambre assez accentuée.	Jaune ambré assez accentuée	Jaune ambré.
Aspect	Un peu trouble.	Trouble.	A peu près transparent.	Très trouble; ne s'éclaircit pas.	Trouble; ne s'éclaircit pas.
Dépôt	Blanchâtre assez abondant.	Blanchâtre et grenu assez abondant.	Blanc jaunâtre et grenu assez abondant.	Jaunâtre et grenu assez abondant.	Blanchâtre abondant.
Odeur	Très légèrement aigre.	Accentuée et légèrement anormale.	Très légèrement aigre.	Rien d'anormal.	Légèrement fétide et ammoniacale.
Consistance	Fluide (mousse)	Fluide (mousse)	Fluide (mousse)	Fluide.	Fluide.
Réaction	Franchement acide.	Franchement acide.	Franchement acide.	Franchement acide.	Franchement alcaline (ammoniacale).
Densité	1012	1011	1011	1012	1010

	PAR LITRE	PAR LITRE	PAR LITRE	PAR 24 heures (minimum).	PAR LITRE	PAR 24 heures.	PAR LITRE	PAR 24 heures.
Matières organiques	12,92	9,54	15,70	6,08	17,70	23,01	19,20	17,28
Sels minéraux . . .	7,70	7,60	7,50	3,00	8,00	10,40	6,90	6,21
Total des substances fixes.	20,62	17,14	22,20	9,08	25,70	33,41	26,10	23,49
Urée	5,37	4,57	8,50	3,40	11,25	12,62	11,75	12,83
Acide urique . . .	»	»	»	»	0,400	0,520	0,25	0,383
— phosphorique	»	»	1,215	0,486	1,422	1,840	1,748	1,573
Chlorure de sodium.	6,70	6,40	5,30	2,12	4,70	6,11	4,80	4,52
Albumine	1,320	1,140	0,440	0,176	0,300	0,390	0,320	0,288
Glycose.	»	»	»	»	»	»	»	»
Pigments biliaires .	»	»	»	»	»	»	»	»
Examen microscopique	Hématies abondantes. Rares leucocytes.	Hématies assez fréquentes. Rares leucocytes. Très rares globules gras	Assez abondants cristaux d'acide urique incolores. Quelques leucocytes. Hématies. Assez fréquents cylindres muqueux.		Acide urique assez abondant. Rares leucocytes. Hématies décolorées assez abondantes. Assez fréquents cylindres grêles et granuleux.		Abondants cristaux d'acide urique incolores. Rares leucocytes. Très rares hématies décolorées. Quelques fragments de cylindres granuleux.	

ÉLÉMENTS	15 JANVIER N° 1.		16 JANVIER N° 2.		17 JANVIER N° 3.		18 JANVIER N° 4.		19 JANVIER N° 5.	
	F.	V.	F.	V.	F.	V.	F.	V.	F.	V.
Volume des 24 heures.	5	9:	840	970	790	860	836	905	880	970
Réaction . .	Alcal.	Acide.	Alcal.	Acide.	Alcal.	Acide.	Alcal.	Acide.	Alcal.	Acide.
Densité. . .	1017	10,19	1016,5	1016,5	1016,5	1018,5	1017,5	1020	1017,5	1019
Extrait total.	28.656	33,321	27,085	32,245	28,457	31,275	27,770	33,065	26,544	31,16
Cendres . .	8,804	10,425	7,903	10,121	8,219	9,066	7,919	9,128	7,395	8,227
Chlorures .	5,575	6,529	5,166	6,846	5,545	8,226	6,017	6,535	4,98	5,55
Acide phosphorique .	1,088	1,489	1,053	1,462	1,073	1.394	1,127	1.478	1,089	1,522
Matières organiques .	19,952	22,896	19,482	22,124	20,808	23,209	19,851	23,627	19,14	22,952
Urée. . .	14,03	14,23	14,17	18,17	14,71	18,63	14,22	19,03	14,84	17,167
Sucre . .	»	»	»	»	»	»	»	»	»	»
Albumine. .	Traces.	»	Traces.	»	Traces.	»	Traces.	»	Traces.	»

Le tableau précédent est emprunté au travail de M. Pozzi[1].

Comme on le voit, il y a ici diminution de l'urée, des matières organiques et de l'extrait total.

La réaction diffère également dans l'urine de deux voies.

Dans le tableau suivant emprunté au même auteur, on voit figurer le rapport qui existe entre les divers éléments contenus dans un même volume de deux liquides.

ÉLÉMENTS	N° 1.		N° 2.		N° 3.		N° 4.		N° 5.	
	F.	V.	F.	V.	F.	V.	F.	V.	F.	V.
Volume	88	100	86,5	100	91	100	93	100	91	100
Extrait.	97	100	96	100	98	100	88	100	93	100
Cendres	94	100	90	100	98	100	88	100	97	100
Chlorures	97	100	87	100	96	100	97	100	99	100
Acide phosphorique	83	100	91	100	85	100	80	100	78	100
Matières organiques.	98	100	96	100	84	100	88	100	94	100
Urée.	87	100	96	100	85	100	84	100	93	100

Il nous reste à dire quelques mots sur une

[1] Cette analyse a été faite cinq semaines après la création du méat.

dernière question qui nous paraît mériter un réel intérêt. C'est celle qui a trait à l'élimination des médicaments ou des substances chimiques par les deux voies d'excrétion.

Nous n'avons que très peu de notions sur ce sujet; néanmoins quelques essais ont été faits de ce côté, qui paraissent particulièrement bons à être reproduits ici.

L'élimination des produits chimiques se fait, on le sait, soit en nature, soit modifiés dans notre organisme.

Le salicylate de soude, en particulier, se range parmi la première classe ; même chose pour l'iodure de potassium.

Ces deux substances chimiques ont donc servi à cet effet.

Dans le cas de M. Lefort[1] le salicylate de soude administré à son malade était éliminé, comme les analyses le témoignent, aussi bien par la voie normale, que par la fistule lombaire et iliaque. Les analyses qualitatives, en effet, faites à plusieurs reprises, ont montré la présence de ce sel dans les deux urines.

La quantité éliminée n'a pas été dosée; mais cela importe peu, car nous ne savons pas quelle

[1] *Loc. cit.*

est la quantité de salicylate de soude utilisée dans l'économie et celle rendue par les reins. Dans une observation due à M. Monod et rapportée dans la thèse de Brodeur (p. 276), dans laquelle il s'agissait d'une fistule urinaire abdominale, la contre-épreuve fut faite. On administre du salicylate de soude, et quelques heures après on décèle sa présence dans l'urine de la vessie, mais sâns trace aucune dans celle de la fistule. Quelques jours après on fait prendre à ce même malade de l'iodure de potassium. Même constatation : l'iodure est éliminé par les urines de la vessie, et fait défaut dans celles de la fistule.

La néphrectomie pratiquée au bout d'un certain nombre de jours, fit voir de la façon la plus nette, une altération profonde du rein en rapport avec la fistule.

Tout récemment on a employé le bleu de méthylène pour la constatation de l'état d'un rein. Mêmes essais pourront être entrepris dans le cas de greffe uretérale[1].

Tels sont donc les quelques faits que nous possédons sur cette question de pathologie rénale.

Examinons, maintenant, la troisième question

[1] Voyez pour plus amples renseignements, Achard et Castaigne, ainsi que la *Presse médicale* du 25 janvier 1899.

que nous nous sommes posée, à savoir, l'état anatomique d'un rein dont l'uretère est greffé.

Les notions que nous possédons sur les altérations des reins d'un uretère greffé ne présentent pas moins un intérêt réel, et méritent que nous leur consacrions quelques mots.

Nous possédons, à ce sujet, quelques faits que nous fournissent la clinique et l'expérimentation et qui plaident en faveur des greffes uretérales. L'examen histologique des reins dont l'uretère a été greffé, a donné des résultats intéressants à signaler, entre les mains d'Albarran et Brault. M. Albarran, qui a eu à examiner le rein de la malade de M. Le Dentu, que nous avons rapporté plus haut, n'a rencontré aucune lésion *récente* pouvant incriminer la greffe uretérale. Toutes les lésions rénales ou uretérales, qu'on observait étaient imputées à des lésions de voisinage ou de propagation et nullement en rapport avec le nouvel abouchement : elles étaient, en effet, purement infectieuses et relevaient toutes des microorganismes ordinaires de la suppuration.

Dans les expériences que j'ai instituées chez le chien concernant l'implantation de l'uretère à la peau du flanc, Brault, à qui j'ai remis les reins, après sacrifice de ces animaux, a formulé les mêmes constatations, à savoir que ces organes étaient totalement exempts des lésions récentes imputables à la greffe du conduit vecteur de l'urine.

Il ressort donc de ces faits anatomiques que les lésions rénales peuvent être évitées par l'établissement d'une greffe uretérale et que, par conséquent, la légitimité de cette opération est démontrée une fois de plus. Et, pour tirer une conclusion générale de tous ces faits, nous dirons : que l'expérimentation et la clinique sont unanimes à reconnaître par ces trois ordres de faits, que l'opération de la greffe de l'uretère est légitime et présente une supériorité incontestable sur les autres procédés palliatifs que les chirurgiens ont entrepris sur les voies urinaires supérieures. Ce sont les conclusions sur lesquelles je suis arrivé en 1892, dans mon travail plus haut cité.

TABLE DES MATIÈRES

CHAPITRE VII

CHAPITRE VIII

ÉVREUX, IMPRIMERIE DE CHARLES HÉRISSEY

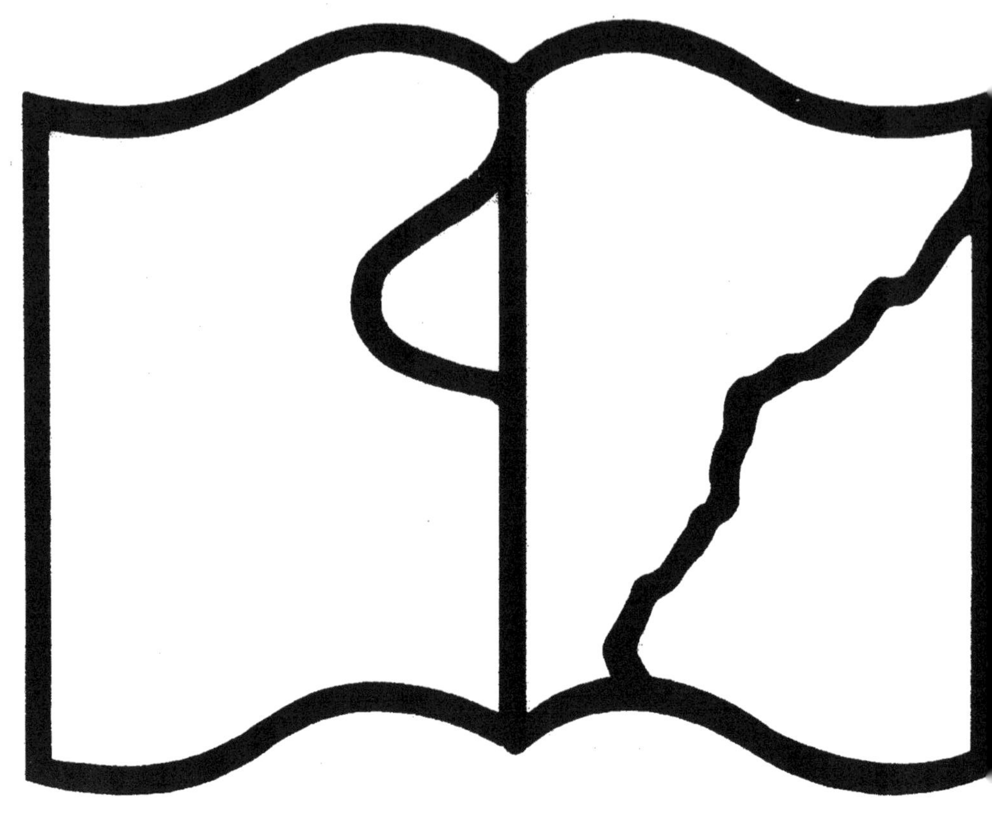

Texte détérioré — reliure défectueuse

NF Z 43-120-11

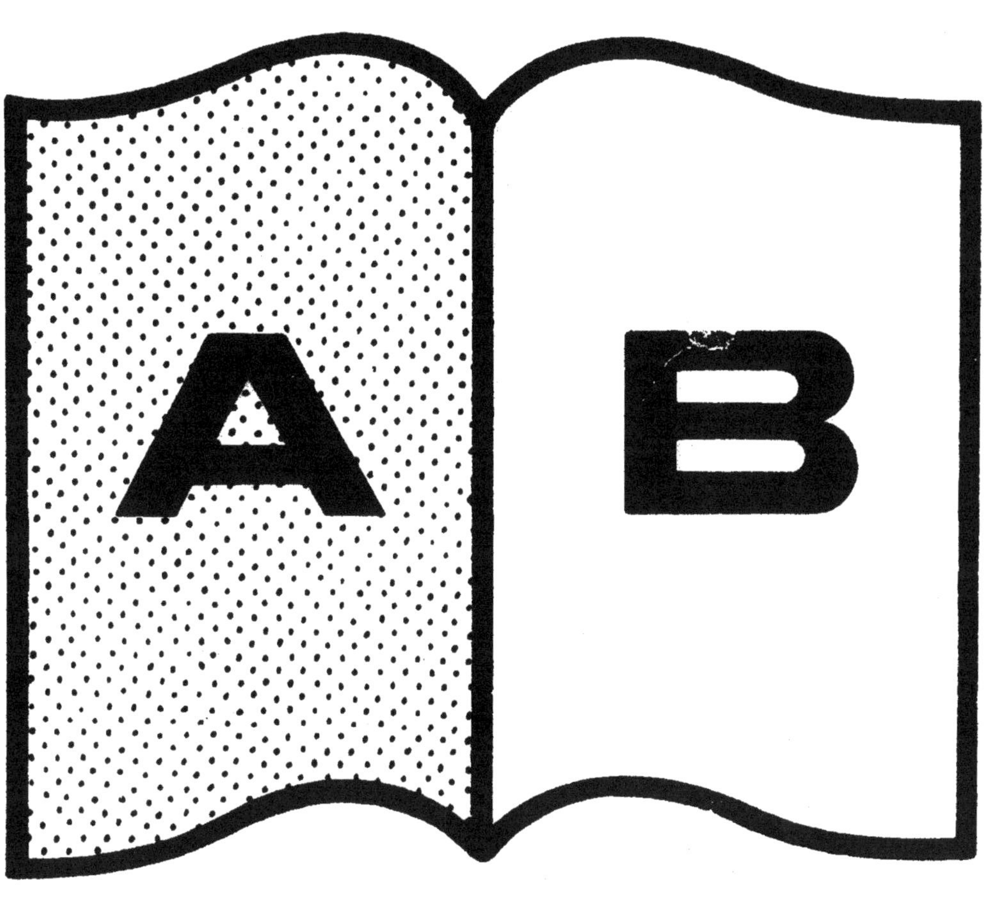

Contraste insuffisant

NF Z 43-120-14